SHODENSHA
SHINSHO

人が知らない漢方の力

貞治

祥伝社新書

まえがき

漢方は日本独自の伝統医学である。中国で「漢方」といっても、現地の人には通じない。そのようにいうと多くの人に驚かれる。たしかに漢方は、文字どおり中国古代の漢時代の医学にその起源を持つが、実学を重んじた日本ならではの発展を遂げたものだ。英語で「Kampo Medicine」といえば、日本の伝統医学を指す。

漢方は決して古い医学ではない。認知症やインフルエンザ、アレルギーといった病気に威力を発揮するなど、極めて現代的である。わが国では医師の九割近くが漢方薬を日常診療に用いており、最先端医療と結びついてがんの治療現場でも大いに役立っている。

今、この日本の漢方が、世界から注目を集めている。私たちの慶應義塾大学医学部漢方医学センターにも、欧米を中心に海外から多くの留学生が訪れ、漢方を学んでいる。ご存じのとおり、わが国の医療は戦前はドイツ、戦後はアメリカの影響を受けて発展してきた。その欧米が、積極的に日本の漢方を学ぼうとしている。こうした伝統医学への関心は、薬の副作用の問題や高齢化社会に悩む先進国ほど高い。

しかし、このように期待される漢方に対して、わが国の対応はきわめて冷淡である。二〇〇九年十一月、政府の行政刷新会議において、漢方薬の保険適用がはずされそうになったのだ。

当時、日本東洋医学会の保険担当理事をしていた私は、即座に他団体とともに署名活動を行なった。予算編成まで時間がない中、三週間で九二万名もの方から署名を頂戴した。その多くが患者さんはじめ一般の方々であったことは非常に印象的で心強かった。私の患者さんでも、隣の病棟からも署名を集めてくださった方や、お一人で六〇〇名もの署名を集めてくださった方など、本当に皆様の熱意が身にしみた。同時に、漢方は医者のものでもなければ、政府のものでも産業界のものでもない。国民のためのものであるということをあらためて強く肝《きも》に銘じるようになった。

しかしながらその署名をしてくださった方々でさえ、その多くは、今まさに漢方が存続の危機にあることを知らない。

先に述べたように現在、西洋医学では解決しきれない問題について、世界が伝統医学の力を求めている。それにより、伝統医学のグローバル化が促《うなが》され、地域の医療であった伝統医学はもはやその地域・国だけのものではなくなりつつある。その結果、逆に漢方の存続が危機に陥《おちい》っていることは誠に皮肉なことである。具体的には、漢方薬の原料である生薬《しょうやく》を各国が求めた結果、日本では手に入りにくくなっていることなどだ。

私自身この一〇年間、国際的活動を通じてその急激な変化を目撃してきたが、この流れは止めることができないであろう。むしろ加速しており、時間的猶予《ゆうよ》はなくなっている。

漢方は日本の文化であり、日本国民の宝物であると私は考える。だからこそ、漢方の将来を決めるのは国民自身であるべきだ。そのためには、まず事実を正しく認識していただく必要がある。本書はそうした思いを込めて書かれたものである。

本書をお読みいただき、一人でも多くの方に、漢方医療を存続させたいかどうか、ひいては日本医療の将来はどうあるべきなのかを、ぜひとも真剣に考えていただきたいと願っている。

平成二十四年一月

渡辺賢治《わたなべけんじ》

目次

目　次

第1章　実は〝最先端医療〟の漢方

第2章 漢方の治療はどのように行なうのか——「証《しょう》」と漢方薬

目　次

第４章　漢方と西洋医学の融合――日本版総合医学を目指す

第5章　「漢方」存続の危機

序章

世界が注目する漢方

——日本人が知らない実力

インフルエンザに効く漢方薬

冬が近づくたび、毎年のように新型インフルエンザの流行がニュースになる。数年前、予想される患者に対して、日本国内に「タミフル」など抗インフルエンザ薬の備蓄が足りないといって大騒ぎになったことを記憶している人も多いと思う。

新型インフルエンザには従来型のワクチンが効かないために大流行しやすく、重症化しやすいと懸念《けねん》され、「頼みの綱」とされるのが抗インフルエンザ薬である。

一般にインフルエンザにかかると、突然三八～四〇度の高熱が出て、倦怠感《けんたいかん》、筋肉痛、関節痛などの激しい全身症状が五日間ほど続く。発症して二日以内に抗インフルエンザ薬を投与すると、発熱期間と罹病《りびょう》期間を一～二日短縮し、重症化を防ぐ効果がある。

漢方の世界では、従来のインフルエンザに対しても、葛根湯《かっこんとう》、麻黄湯《まおうとう》、大青竜湯《だいせいりゅうとう》などで対処してきたが、二〇〇九年の新型インフルエンザに対しても、こうした漢方薬はよく効いた。私も、インフルエンザで三九度以上の高熱のあった患者さんに麻黄湯を処方したところ、翌日には熱も下がって朝食を普通に食べることができたという経験もした。

インフルエンザに漢方というと意外に思う人もいるかもしれない。

ウイルスの正体が明らかになったのは二十世紀に入ってからのことだ。漢方は抗インフルエンザ薬のように、原因となっているウイルスに働きかけて打ち倒すのではなく、生体の防御機構を最大限に働かせることで、病気を乗り越えるものだ。

一般的に、漢方は慢性疾患の治療に向いていて、急性感染症には効果がないと思われがちだ。しかし、これはまったくの誤解である。

治療体系の起源ともいえる『傷寒論《しょうかんろん》』は、一八〇〇年も前に後漢の時代の中国で書かれた本だが、これは急性熱性感染症に対する処方を、経過とともに事細かく記した指示書である。

たとえば桂枝湯《けいしとう》の飲み方には、「桂枝湯を飲んだら、薄いお粥《かゆ》をすすって、布団をかぶって薬の力を強める。全身がしっとりするくらいの汗をかくといい。もし治らなければ、少し間隔を狭めながら薬を足していく。生の冷たいもの、ぬるぬるした粘っこいもの、肉、うどん、にんにく、にら、ねぎ、酒、発酵した乳製品、悪臭のあるものなどは食べないほうがよい」と細かく指示されている。生体の持つ免疫力を最大限、高めようとする指示である。

古くて新しい医療

現代では、感染症といえば抗生物質、インフルエンザといえば抗インフルエンザ薬が使われているから、漢方を古くさい時代遅れの治療法だと思う人もいるかもしれない。しかし近年、漢方のような伝統医学は、現代医学からも非常に注目されている。

たとえば「大建中湯《だいけんちゅうとう》」という漢方薬は、お腹が冷えて腸が動きにくいという状態に使う薬で、やはり一八〇〇年前の『金匱要略《きんきようりゃく》』という本に出てくる。これが今は大腸がんの手術の後に使われている。腸閉塞《へいそく》の予防に効果があることがわかったからだ。

当然のことながら、一八〇〇年前は手術はないから、当然、こうした使い方は想定されていない。しかし新しい知見や技術とつながることによって、新しい治療がどんどん登場しているのである。伝統医学だからといって、今の時代に通じないというわけではない。医療の変化によって新しい適用が生まれている、最先端の医学分野なのだ。

人間を生物として見ると、少なくともこの二〇〇〇年ほどの間で、その本質に大きな変化はないはずだ。人間の本質が変わらない以上、当時用いられていた薬が、現在も有効であることも驚くには当たらない。日本では江戸時代まで感染症治療の主役は漢方であり、実際に効果を上げてきたのである。このことを「近代的でない」「科学的でない」と否定する考え方こそ、科学的とはいえない。

私の学生時代、呼吸器内科の試験に「かぜの治療法を書け」という問題があった。正解は「安静・保温・保湿」であった。これは一〇〇〇年前でも五〇〇〇年前でも、もちろん二十一世紀の今日でも変わらない。衛生状態や栄養状態がよくなってはいるけれども、生物としての人間は基本的に変わっていないのだ。生体防御機能をおろそかにして、解熱剤や抗生物質などの薬に頼るのは本末転倒なのである。

なぜ今、伝統医学が見直されているのか

ここ二〇年ほどで、伝統医学への関心が世界的に高まった。

後述するように、アメリカ国立衛生研究所（NIH）では、年間三億ドル（約二四〇億円）もの予算を投下して、伝統医学など補完代替医療の研究に取り組んでいるし、世界保健機関（WHO）は、患者が最初に受診する際の初期診療として伝統医学を用いることを提言し、ICD（国際疾病《しっぺい》分類）にも伝統医学を盛り込む計画が進められている。

では、なぜ今になって伝統医学が注目されるようになったのだろうか。

端的にいえば、現代医学＝西洋医学が高度に専門化された結果、さまざまな行き詰まりが起きているからだ。さまざまな歪《ひず》みやほころびも見えてきた。だからよりよい医療を構築するために、「現代医学＝西洋医学」と「それ以外の医学」を同じ土俵で組み合わせた「統合医療」を目指そうというのが、世界的に大きな潮流になったのだ。

西洋医学の発想はハイリスク、ハイリターンで「副作用が起きても、それを上回る効果があって治ればいい」と考える。

その典型が、分裂の活発ながん細胞を攻撃するがんの化学療法（抗がん剤）だ。ところが、抗がん剤の効き目は非常に強く、正常な細胞も傷つけてしまう。骨髄《こつずい》の造血細胞や消化管粘膜、毛根細胞などは、正常な細胞でも活発に細胞分裂しているので、副作用で白血球の減少や吐き気、脱毛が起こる。

がんを克服した後、自転車レースの最高峰、ツール・ド・フランスで前人未踏の七年連続総合優勝を果たしたランス・アームストロングは、著書の中で「問題は、化学療法がどちらを先に殺すかだ。がんか、僕か」と述べているけれども、生命を失う前にがん細胞が死滅すれば治るという激しいものだ。

ことにアメリカでは、抗がん剤に限らず、ハイリスク、ハイリターンな薬の使い方をする。アメリカで病気にかかると、薬が非常に強いことがわかる。私がハワイでノロウイルスにかかって薬をもらったときの体験でも、薬を飲むとフラフラになって立っていられなくなるほど処方された量が多かった。

アメリカでは薬の副作用による死亡者が年間一〇万人いるという推計もある（九八年『米国医師会誌』掲載論文による）。もちろんこれは推計であり、日本とは投薬の基準も違うであろうから一概にいうことはできないが、こうしたことは西洋医学の負の側面のひとつである。

ハイリスク、ハイリターン型医療からの転換

漢方をはじめとする伝統医療が世界的に注目されているのは、そういうハイリスク、ハイリターン型の医療から、体の持っている機能を最大限に引き出す、ナチュラルな医療への転換と考えられる。それが世界的な潮流になったのは一九九〇年代になってアメリカと

イギリスが注目し始めてからのことだ。

一九九〇年代初頭、アメリカ・ハーバード大学代替医学研究センター所長のデービッド・アイゼンバーグ博士による「アメリカ国民の三分の一が、西洋医学以外の代替医療を併用している」という論文が発表され、医療の世界に強い衝撃が走った。

つまり、アメリカ国民は現代的な西洋医学だけでなく、もっと安全で有効な医療を探していることが明らかになったのだ。

その前年、アメリカ政府は国立衛生研究所（NIH）に代替医療局（OAM）という部署を設置し、研究体制を整えていた。発足当時こそ年間予算二〇〇万ドル（約二億円）だったが、アイゼンバーグ博士の衝撃的な論文の後、一九九八年に国立補完・代替医療センター（NCCAM）へと昇格すると、予算も急増し、今では一億二八〇〇万ドル（約一〇〇億円）規模になっている。

このほか、アメリカのがんセンターなどの予算も合わせると、日本円で三〇〇億円近い予算が、補完代替医療の臨床エビデンス（根拠）や作用機序（薬が効く仕組み）の解明に注ぎ込まれているのである。これには伝統医学だけではなく、カイロプラクティックやまだ普及していない最先端医療も含まれるが、従来の西洋医学以外のものを評価をしようと注力しているのである。

アメリカがここまで本腰を入れて取り組むのは、従来の枠にはまらない医学、医療から、新しい叡智《えいち》を吸収して、行き詰まりの見える現代医療をよりよいものに変えていこうとしているからだ。加えて、非常に多くのアメリカ人が、西洋医学ではない代替医療に、体に負担をかけない治療法を求めているようだ。

少し用語を整理しておくと「代替医療（Alternative Medicine）」とはアメリカの言葉である。イギリスを中心としたヨーロッパでは「補完医療（Complementary Medicine）」と呼ぶ。学会のような正式の場では、両者を合わせた「補完代替医療」という言い方が、現代の西洋医学（通常医療）の対語として使われている。

アメリカは、西洋医学批判に終始しているところがあって、西洋医学の対極に伝統医学があるという考え方だが、よりよい医療を目指して西洋医学と「補完代替医療」を同じ土俵で組み合わせようとする「統合医療（Integrated Medicine）」が世界の潮流なのだ。

西洋医学と伝統医学が融合している日本

先述したように世界の潮流は、よりよい医療を目指して、西洋医学と「それ以外の医学（補完代替医療）」を同じ土俵で組み合わせた「統合医療」に向かっている。

こうした西洋医学と伝統医学を融合させる試みを三〇年も前から進めてきたのが、日本だった。日本では一九七〇年代から漢方が見直され、今では医師の九割が、日常診療に漢方薬を用いているというデータがある。

漢方が見直されるようになった背景として、以下の四つが挙げられる。

①臓器ごとの細分化が過度に進んだことへの反省

大学病院などの大病院では、内科も循環器科、呼吸器科、消化器科、神経内科などに分かれ、消化器科ならその中で、肝臓の専門医、胃腸の専門医など細分化が進んでいる。医療が高度化するほど、専門分化が進むのは西洋医学の必然なのだが、全体像を把握できるのかと、患者さんも医療者も不安になってきた。

②副作用への危惧

一九六〇年代のサリドマイド禍《か》や、ストレプトマイシンなど抗生物質による難聴など、劇的に効く西洋医学の薬剤は、重大な副作用を伴《ともな》うことも明らかになった。

③不定愁訴《しゅうそ》に対する扱い

ストレス社会ともいわれる現代、なんとなく体がだるい、頭が痛い、動悸《どうき》がするなどの症状を訴える人が増えている。検査しても異常が見つからないこともしばしばあり、現代の医療では「気のせい」などといわれて片づけられてしまうケースが少なくない。

こうした不定愁訴の患者さんにも漢方はしっかりと対応できる。

④疾病構造の変化

結核や赤痢《せきり》、コレラといった感染症が激減した代わりに、アレルギーなど西洋医学では治療の限界のある慢性疾患が増えてきた。アトピー性皮膚炎は現代病のひとつだが、漢方で根本的なアレルギー体質の改善を目指すという治療も効果を上げている。

実は「漢方」は日本の医学である

「漢方」は中国の医学だと思われがちだが、実は日本の医学である。このようにいうと多くの人が驚くが、一八〇〇年前に完成された中国の医学体系が、五～六世紀に朝鮮半島経由で日本に伝わり、少しずつ日本化されて独自に発展したものだ。ルーツこそ中国だが、別なものである。

現在の漢方の原型ができあがったのは江戸時代で、「漢方」という呼び方も、オランダ経由で入ってきたヨーロッパ医学を「蘭方《らんぽう》」と呼んだことに対する日本での造語だった。だから中国では自国の伝統医学を「中《ちゅう》医学」といい、漢方とは呼ばない。

今、内科でも婦人科でも、あるいは皮膚科や小児科でも、医者（つまり西洋医学を修めた医師）にかかったとき、漢方薬が処方されることがあるのは当たり前にも思えるかもしれない。しかし、これは日本だけの特徴だ。

というのも中国、韓国、台湾では伝統医療だけを扱う医師がいる。伝統医学と西洋医学は、別の医療として医師免許が違う。これに対し日本では、西洋医学を学んで国家試験に合格した者にだけ医師免許が与えられる。医師になった上で漢方を使うのは自由である。

これは第3章で述べるような歴史的経緯によるものだが、結果的に、このことが西洋医学と伝統医学の融合に大きく寄与しているのである。

西洋医学にも伝統医学にも得手、不得手がある。がんのような手術が必要な病気や、抗生物質が有効な感染症、急性心筋梗塞《こうそく》や急性腎《じん》不全のような緊急処置が必要な病気は、漢方単独では治せない。

一方、喘息《ぜんそく》や花粉症のようなアレルギー疾患など、時間がかかる治療には、漢方薬を使うことで免疫のバランスが調整され、治療後の再発も抑えられる。そのほか、婦人科疾患や胃腸障害、老化に伴う症状、ストレス性疾患なども漢方治療が向いている。

病気や症状によって、漢方がいいのか、現代医学が有効かをきちんと見極めて、必要に応じて漢方薬を西洋薬と併用することが重要だ。これが可能なのが日本の医療なのである。

すでに高齢社会を迎えている日本では、ますます漢方が重要になるはずだ。

というのも、高齢者では複数の病気や訴えを持っているケースが多く、そのひとつひとつに西洋医学で対応すると薬の数が膨大なものになってしまう。ひとつの薬で多様な症状に対応できる漢方薬なら、結果として医療費節減に役立つのである。

もちろん、漢方は予防医学としても効果的なので、加齢による不調、病気を遠ざけてQOL（クオリティ・オブ・ライフ／生活の質）を高く保つことも期待できる。

統合医療のメリットは、得手を活かしながら不得手を補《おぎな》い合うことで、患者さんに最良の医療を提供できる点だ。現在のところ、日本だけがそれをもっともうまく実現して、「統合医療の先進国」になっているのである。

WHOが取り組む伝統医学のグローバル化

二〇〇八年十一月、プライマリ・ケア（初期治療）における伝統医学の必要性を謳《うた》ったアルマータ宣言から三〇周年を記念した大々的な会が、WHO（世界保健機関）のマーガレット・チャン事務局長を招いて中国北京で行なわれた。漢方など伝統医学に対する見直しは、西洋医学が普及した欧米を含めた大きな潮流となっており、伝統医学のグローバル化が求められているのである。

現在、WHOではICD（国際疾病分類）第十版から十一版への改定作業が進められているのだが、ここに伝統医学を盛り込む計画が進行中である。二〇一五年に改定される十一版（ICD－11）には漢方診断である「証《しょう》」が採用される予定で、その具体的な議論を進めるWHOの会議では、私がとりまとめ役を担当している。

ICDというのは、さまざまな地域や時代の死因や疾病データを記録、分析して解釈や比較するための基礎になる分類だ。一九〇〇年代から、一〇〇年以上も西洋医学だけで分類されてきた。「日本ではかつて胃がんが多かったけれども、現在では肺がんや大腸がんの比率が上がった」「アメリカ人の死因は、がんよりも心筋梗塞などの心疾患が多い」など比較できるのも、この分類によって世界中で病名の統一がなされているからだ。

したがってこのICDに入るということは、西洋医学とは違った体系の伝統医学が、世界の主流をなす医学の中に位置づけられることを意味する。これは大きな意義を持つ。

そのひとつが漢方の有効性を示すデータが蓄積できることだ。今までは、漢方としての統計が取れていなかったのである。

漢方の「証」は、西洋医学の病名とは本質的に異なるものだ。西洋医学では病名に対して薬が決まっていて、病名がわからないと治療に結びつかないが、漢方の場合は、病名ではなくそれぞれの人と症状を診て薬が決まる。個人差を重視するので、同じ病気でもそれぞれの体質や病気への反応で、使う薬は違うのである。この個人差をグループごとに分類したものが「証」である。

つまり、「胃炎に対してはこの漢方薬」といったように、西洋医学で病名診断して漢方薬を使うことはない。そのため、これまでの病名分類では、統計の取りようがなかったのである。

同じ西洋病名であっても証が違えば薬も違う。逆に証が同じなら、違う西洋病名でも同じ薬が使われることになる。これを「同病異治」「異病同治」と呼ぶのだが、漢方はあくまでも薬を証に基づいて使う。

すでに漢方は、「何となくいい」といった存在ではなく、「実際にいいものだ」と証明され始めている段階だ。漢方の体系に則《のっと》った分類がなされることで、さらに統計的なデータやエビデンスが揃《そろ》うのである。

漢方が今、危機に瀕《ひん》している

「グローバル化」というと、数年前までは「望ましいこと」ととらえられることが多かったと思う。しかし「金融のグローバル化」「市場のグローバル化」によって、経済格差の拡大が起きるなど、負の側面があることも知れ渡って、今では「手放しで受け入れるのは危険なこと」と考えられるようになった。

「漢方のグローバル化」にも同じことがいえる。実は今、漢方は大きな曲がり角にある。

高齢社会の日本が、「統合医療の先進国」であることを活かしていくべきときに、漢方が存亡の危機にあるといっても少しも大げさではないのである。

その理由は大きく分けると、

1. 生薬《しょうやく》資源の枯渇《こかつ》
2. 中国が狙う「中医学」の標準化
3. 国民の無関心

の三つである。詳しくは後の章で述べるので、要点だけ説明しておこう。

日本国内はもとより、伝統医学が世界的に注目されたことで、漢方薬の原料になる生薬が世界中で奪い合いになっている。生薬とは、植物など天然素材から作られた薬で、もともと主産地は中国だった。日本でも主要な生薬は作られていたのだが、需要が伸びているのに、生産農家の高齢化や跡継ぎ不足のために供給が低下している。

自給率は低くなるばかりで、日本国内での生産が一三％ほどなのに対して、中国からの輸入は八二％程度に達している。輸入に頼る際の問題点は、「必ず買えるとは限らない」ことだが、実際、すでに中国は甘草《かんぞう》と麻黄《まおう》という二つの生薬に、輸出制限をかけている。表向き「砂漠化を防ぐため」としているが、レアアース同様、戦略物資にもなり得る。

生薬の需要が世界的に伸びている理由は、ヨーロッパとアメリカで注目されてマーケットが拡大したことと、中国が経済発展したことが大きい。以前の中国では、伝統医薬に頼るのは貧困層が多かったのだが、今は富裕層が質のいい生薬を求めて、中国国内での需要が急上昇している。

さらに悪いことに、中国国内の富裕層が投機マネーを生薬マーケットに投じている。土地の私有はできない中国では投機先が限られており、その対象が生薬になっているともささやかれる。

日本では薬価が（国に）決められているため、医療用の漢方薬は製品の価格に転嫁《てんか》できない。現実として、不採算となった漢方薬が消えつつある。

漢方薬がなくなれば、漢方そのものがなくなってしまう。

現代の医療が抱《かか》えるさまざまな問題点は、漢方の活用によって解決していくことが期待できる。しかし、漢方がひとりでに隆盛して、統合型のよりよい医療になるかというとそうではない。現状のままで放っておくと漢方そのものが縮小、消滅しかねないのだ。

今、漢方はその岐路《きろ》にある。

第1章

実は〝最先端医療〟の漢方

インフルエンザ対策に漢方を活用せよ

本書の冒頭でも紹介したように、インフルエンザに漢方は有効だ。

インフルエンザの急性期には葛根湯《かっこんとう》、麻黄湯《まおうとう》、麻黄附子細辛湯《まおうぶしさいしんとう》、大青竜湯《だいせいりゅうとう》などが用いられる。これらはタミフルなどの抗インフルエンザ薬と同等に効く。一日分の服用ですっかり症状が改善することも多い。

これらの漢方薬は、いち早い熱産生《ねつさんせい》を促《うなが》す。ウイルスが熱に弱い性質を利用しているのである。したがって重要なのは、症状や体質（つまり「証」）や病気の進行度による使い分けだ。

西洋医学の発想なら「インフルエンザなら麻黄湯」となるのだが、どんな場合でも麻黄湯を出せばいいというわけではない。漢方で麻黄湯を使うのは、ぞくぞくと寒気がして、発熱、節々《ふしぶし》に痛みがあって、汗が出ていないときだ。汗が出ているときには使わない。

予防に効果のある漢方薬もある。高齢者などリスクの高い人は、インフルエンザの流行が予想されるとき、補中益気湯《ほちゅうえっきとう》、十全大補湯《じゅうぜんだいほとう》を飲んでおくといい。これらの漢方薬は、免疫系の調節をする物質（インターフェロン）を作る準備を整えて、免疫力を高める効果がある。

通常ならウイルスが侵入して、インターフェロンが作られるまでに数日かかり、その間にウイルスが増殖してしまうために病状が悪化するのだが、途中まで準備ができているので、いち早くウイルスの増殖を抑えられるのである。

漢方薬は、生体の持つ防御機能を最大限に活用しているので、耐性ウイルスを作らないという大きな長所がある。インフルエンザウイルスはとくに変異が激しく、新しい抗ウイルス薬を開発してもほどなく耐性ウイルスが出現する。そこでさらに新しい抗インフルエンザ薬を開発するという悪循環に陥る。こうした薬剤は莫大な時間と費用をかけて開発するので、非常に高くつく。

事実、医療費から見ると、抗インフルエンザ薬は漢方薬に比べて非常に高価だ。一回の処方当たり現在わが国でもっともよく使われているタミフル・リレンザを例にとると約三〇〇〇円（一日二回で五日分）だが、麻黄湯の標準的な処方（一日三回を三日分）では約二〇〇円である。

日本ではインフルエンザの治療薬として抗インフルエンザ薬がよく用いられる。一シーズン当たりのインフルエンザ患者数は一一〇〇万人くらいであるが、慶應大学の学生たちの試算によると、このうち約六〇〇万人に抗インフルエンザ薬が使われており、もしもその半数に麻黄湯を処方していれば、日本全体で九〇億円の医療費を節約できるという。漢方による治療はこうした医療政策上のメリットも大きい（漢方薬が安いことによる別な問題もあるのだが、これは第5章で詳しく述べたい）。

特にタミフルは、世界市場の七五％が日本で消費されているというデータもあり、安易に使われすぎていることは否《いな》めない。これは医療費の面からも、耐性ウイルスの面からも望ましいことではない。

誤解のないように追記するが、漢方薬が抗インフルエンザ薬よりも優れているとか、その代わりになるということをいっているのではない。抗インフルエンザ薬は非常に切れ味が鋭く、それを必要としている人が多数いることも事実である。ここでいわんとしていることは「漢方を活用すれば効率のよいインフルエンザ対策が立てられるのではないか」ということである。

たとえば、インフルエンザ迅速診断キットはタイミングによってはインフルエンザ反応が陰性となる。しかし、陽性になるまで診療所に通い続ける方がいた。こうした方がまた感染を拡げることになりかねない。漢方薬を賢く利用することで、もっと効率的なインフルエンザ対策ができるはずだ。

新型インフルエンザ・パンデミック行動計画の作成の際には、日本の持つ叡智《えいち》を結集すべきであり、当然、漢方を取り入れた対策がとられるべきであろう。

抗がん剤の副作用を抑える効果

私の勤務している慶應大学病院では、漢方を採り入れた医療が日常的に行なわれており、外科の現場でも用いられている。たとえば大腸がんの手術後には大建中湯《だいけんちゅうとう》が必ず処方される。腸閉塞を予防して、入院期間を短縮することが明らかになったからだ。

がんの治療に漢方薬を期待する人は多いのだが、抗がん剤の代わりとなるような漢方薬は、今のところ存在しない。中には「抗がん剤は副作用があっていやだから、漢方だけにしてほしい」と希望する患者さんもいるけれども、基本的に漢方だけでがんを治療することはできないと考えている。

西洋医学でやるべきことをやった上で、漢方を加えると効果が高い。手術が必要な病気は西洋医学の出番であり、漢方とうまく組み合わせることが、よりよい医療の道筋になる。

がんの患者さんでは、抗がん剤や放射線治療による副作用がひどくなって、治療が続けられなくなるケースがある。こうした場合、漢方薬で副作用が軽減でき、必要な治療が続けられることも多い。

実際、私が担当した乳がんの患者さんで、こんな例があった。その患者さんはがんの切除手術の後、微小ながんが残っていることが懸念され、抗がん剤の治療を受けていた。

抗がん剤の点滴を始めてまもなく、副作用で全身にひどいかゆみが出た。抗ヒスタミン剤と、ステロイド入りの塗り薬が処方されたが、かゆみは治まらなかった。抗がん剤による治療計画は、三週間ごとにあと一九回も受ける予定になっていて、がんは心配だしかゆみは耐えられないということで、漢方を試すことになったのだ。

漢方による診察をして、黄連解毒湯《おうれんげどくとう》を処方した。赤みが強い皮膚のかゆみを取る際に用いる薬である。服用を始めると、一週間でかゆみが軽減し、二週間で治まって、抗がん剤治療を続けることができた。

このほか、がん治療では、抗がん剤による下痢《げり》の予防・軽減に半夏瀉心湯《はんげしゃしんとう》や啓脾湯《けいひとう》、放射線治療には免疫力強化のために十全大補湯《じゅうぜんだいほとう》、リンパ浮腫《ふしゅ》に対して牛車腎気丸《ごしゃじんきがん》などを使って、患者さんの痛みやつらい症状を改善している。

抗がん剤の副作用に対処するために使う西洋薬では、抗がん剤の効果を弱めてしまうものがあるのだが、漢方薬は副作用を軽減しつつ、内臓障害を抑えながら抗がん剤の邪魔をしないというのがミソである。複数の成分が複数のターゲットに働く、漢方薬ならではの特徴だ。

更年期障害やアレルギーへの高い効果

日本では医師の九割が、日常診療に漢方薬を使っていると述べたが、産婦人科に限れば、それを超えるほとんどの医師が漢方薬を処方しているという。女性の病気で、漢方治療が向いているのは更年期障害と生理痛だ。いずれも女性に特有の月経に関連している。

月経は、およそ一カ月の周期で女性ホルモン（エストロゲンとプロゲステロン）の分泌《ぶんぴつ》が変動することで起きる。エストロゲンは子宮に妊娠の準備をさせる役目だが、四〇代半ばから分泌が急激に減少して閉経する。

ホルモンが少しずつ変化するならともかく、急減すると症状も激しくなる。体内のホルモン環境が変わって安定するまでの数年間、自律神経や脳が影響を受けて、イライラや不眠、ホットフラッシュ（ほてり・のぼせ）、多汗、頭痛、めまい、耳なりなど、さまざまな症状に悩まされるのが更年期障害だ。

西洋医学の考え方では、「エストロゲンが足りないのだから補ってやればいい」となるから、欧米ではエストロゲンを含む薬剤を飲んだり貼ったりするホルモン補充療法（HRT＝Hormone Replacement Therapy）が普及している。

ところがこのHRTには、乳がん、心臓発作、脳卒中、肺血栓症などを増加させるという副作用がある。とくに長期間続けたときのリスクが不安視されている。日本で更年期というと、閉経前後の五年ほどを指すのだが、アメリカでは閉経前後から二〇年、三〇年を更年期と考える人も多く、治療期間も長期にわたるだけにリスクも大きい。そのため、アメリカではHRTに代わる治療法を模索《もさく》してきたのである。

日本では多くの婦人科医によって、ホットフラッシュを訴える患者さんに、桂枝茯苓丸《けいしぶくりょうがん》が頻繁に使われている。私たちは、桂枝茯苓丸が、ＣＧＲＰという神経末端にある物質を介して働く仕組みを発表して、アメリカ内科学会で賞を受けたのだが、偽薬（プラセボ）を用いて有効性を比較評価する試験では有意差が出なかった。このことは第4章で詳しく述べるが、漢方薬が西洋医学の試験方法では、十分に効果が証明できないことを示しているように思う。

ひどいアトピーや喘息など、アレルギー性の疾患は、しばしば漢方で完治する。

アトピーの患者さんで、日光過敏《かびん》があって、カーテンから木漏《こも》れ日がきただけで真っ赤になってしまう女性がいた。桂枝加黄耆湯《けいしかおうぎとう》という、わりとありふれた薬を続けてもらったところ、今はステロイドも塗り薬もなしで、まったく普通に外を歩けるようになった。よくなるまで四年かかったけれども、おそらくほかの治療では完治は無理だったと思う。

リウマチなど、難治性の膠原《こうげん》病のような病気では、病勢をステロイドで抑えるのだが、副作用が心配なので、長期にわたって大量にステロイドを飲むのは避けたい。これも漢方薬を使うことで、ステロイドを離脱できたり、大幅に削減できた患者さんも多い。

認知症にも漢方が効く？

厚生労働省が発表した「平成二十二年簡易生命表」によると、日本人の平均寿命は女性が八六・三六歳、男性が七九・六四歳である。長寿自体は喜ばしいことだが、一方で、認知症の増加という課題も浮かび上がっている。

認知症に漢方なんて、と思うかもしれないが、実は漢方医の中でも話題になっているテーマである。

認知症には、大きく分けてアルツハイマー型認知症と脳血管性認知症の二つのタイプがある。釣藤散《ちょうとうさん》という頭痛をやわらげる薬が、脳血流を上げる働きがあって脳血管性認知症に効果があるとわかって、かなり広く使われるようになった。この研究結果が出たのが、この一〇年ほどの間のことだ。

もう一つのアルツハイマー型認知症であるが、がんと同じように「漢方でなんとか治らないか」と期待する人もいるけれども、進行した認知症が劇的に改善する漢方薬は、残念ながら今のところない。認知機能を上げる漢方薬は、研究余地はあって可能性は秘めているという段階だ。

認知症は、脳の萎縮《いしゆく》や脳血管障害などによって認知機能が著《いちじる》しく低下し、記憶や判断力などの障害が起こって日常生活に支障をきたす病気だ。その症状は、もの忘れが激しくなる記憶障害や、日付や場所がわからなくなる見当識障害などの中核症状と、幻視や妄想、徘徊といった周辺症状に分けられる。

抑肝散《よくかんさん》は、小児の疳《かん》の虫に使う漢方薬だが、最近の研究では、こうした周辺症状の抑制に効果があることがわかってきた。

もちろん認知症になってから治すよりも、認知症にならないことが望ましい。アルツハイマー型認知症では、脳でアミロイドベータというタンパク質が重合して、老人斑《はん》というシミをつくる。これは絶対に溶けないので、そうなる前のもっと早い段階からの関与が必要だろう。「未病」という概念を持つ漢方ならではのアプローチができるはずである。

高齢社会におけるメリット

高齢社会において、医療費の増大は避けては通れない。実はこの点においても、漢方には大きなメリットがある。

高齢者で何らかの症状のある場合、病がひとつだけということはほとんどない。加齢により体全体が傷《いた》んできて、さまざまな臓器の機能が衰《おとろ》えた多器官障害の人が多いからだ。したがって高齢者が病院に行くと、ひとつの科だけではすまず、さまざまな科を受診することになる。

各科から薬を処方されれば、すぐに一〇種類以上になってしまう。高齢の患者さんが、手提《さ》げ袋いっぱいの薬を抱えて薬局から帰るのはありふれた光景である。

「医者でもらった薬を全部飲むと、茶碗いっぱいになって、それだけで満腹」という皮肉な笑い話もある。こうした状況が医療費がかさむ原因にもなっている。

患者さんの心身にも負担が大きい。多くの薬を飲むことで、相互作用による副作用の危険性が高まってしまう。高齢者は薬の代謝・反応性が若年者と異なるので、副作用が出やすいのだ。

これが漢方だと、患者さん全体を診て判断するので、薬は一種類で対応するのが原則になる。たとえば八味地黄丸《はちみじおうがん》という薬がある。西洋医学の適応症としては、腎炎、糖尿病、陰萎《いんい》、座骨神経痛、腰痛、下肢痛、しびれ、脚気《かっけ》、膀胱《ぼうこう》カタル、前立腺肥大、高血圧、老人のかすみ目、かゆみ、排尿困難、頻尿《ひんにょう》、むくみ、五十肩、肩こりなどだ。

中高年になると、誰しもが思い当たる症状が網羅《もうら》されているわけだが、八味地黄丸はもともと「腎虚」の薬で、「腎の気」を補うものだ。

漢方でいう「腎」とは臓器の腎臓のことではなく、ホルモン系、免疫系、水分代謝、生殖器・泌尿器など、「生命力の基本」を司《つかさど》るものを指す。「腎の気」とは人間が生まれつき持っているエネルギーであり、老化によってそれが衰えてくる。

右に列記した症状が、年齢とともに誰にでも現われるものであることからも納得していただけるだろう。体に現われる症状はさまざまでも、「腎の気」を補う八味地黄丸一剤で対応可能なのだ。

薬を減らせば、増大する医療費を抑制できる。これは高齢社会における漢方の大きなメリットである。

また、高齢者の身体は個人差が激しく、暦《こよみ》の年齢と肉体年齢にかなりの違いを生じることが少なくない。同じ七〇歳でも、五〇代にしか見えない若々しい人もいれば、いかにも老人らしい人もいる。この点、漢方はもともと個別化治療なので、それぞれの実態に合わせた治療が可能である。

すなわち、漢方医学では患者さんひとりひとりの体質や状態（証）を判断し、治療が決まる。全身的な機能を重視した診断体系なので、暦上の年齢に関係なく、それぞれの患者さんが持っている機能を最大限に引き出していくわけだ。

証を的確に判断することで、薬効がもっとも発揮され、副作用の可能性がもっとも少なくなる。だから先述の八味地黄丸も、適応になる人とならない人がいる。

一例を挙げると、老化には二つのパターンがあって、胃腸の機能が保たれたまま動脈硬化などが進行していく場合と、胃腸の働きが弱ってやせ衰えてしまう場合に大別される。八味地黄丸が適応となるのは前者の場合であって、後者のような胃腸虚弱の高齢者には真《しん》武《ぶ》湯《とう》を使う。

八味地黄丸も真武湯もどちらも生薬の附子《ぶし》が配合されている。附子は猛毒のトリカブトを弱毒加工したもので、鎮痛作用のほか、体を温める作用があり、新陳代謝の落ちている高齢者に有用だ。組み合わせるそのほかの生薬によって、適合する証が違ってくる。

ひとつの漢方薬は複数の生薬から構成されており、自然由来の生薬はそれぞれが多数の成分を含んでいるため、標的となる臓器も当然複数になる。複数の臓器の機能が衰えていて、複数の疾患を抱えている場合でも、基本的にはひとつの漢方薬で対処できるのはそのためだ。

漢方が高齢者に向いている理由はもっとある。

そのひとつが序章でも少し触れた、不定愁訴への対応である。検査などで特定の疾患が見つからなくても、さまざまな自覚症状を訴えることが多いのも高齢者の特徴だ。西洋医学では異常や病変に対して治療をするのに対して、漢方は患者さんの訴える症状を重視して治療法を決定するので、さまざまな処方ができる。

また漢方薬全般に、免疫力を上げる働きがある。体全体の機能が低下している高齢者は、とくに免疫機能の低下によりかぜにかかりやすくなる。ところが漢方薬を飲んでいると、この免疫賦活《ふかつ》作用によってかぜをひきにくくなるのである。この点でも、漢方は高齢者に非常に有利なのだ。

かつての高度成長時代、患者さんは若く、病気にかかると入院・治療して、また仕事に戻っていった。医者も患者さんも、それが当たり前だと思っていたのである。治せないのは医療の側の敗北だった。そのころの医療は「生産者」を支えることに重点がおかれていたといえるだろう。

しかし超高齢社会を迎えた今、医療の役割はいかに高齢者を支えるかというところに移っている。漢方治療が担《にな》う要素は、ますます拡大していく。

「未病」という考え方

そもそも病気とは何だろうか。

たとえば、がんが病気であることは間違いない。だが今、がんが見つかったという場合でも、いちばん最初に細胞ががん化したのは、一〇年も二〇年も前かもしれない。では最初の一個ががん化したらがんなのか、健康ではなくなったのか、というとそうではないだろう。

こう考えると、病気とはいったい何だろうということになってくる。

インフルエンザの場合、それまで元気だった人が急に熱を出してぐったりする。一～三日前にウイルスに感染したからだが、わずかでもウイルスが体に入ると必ず感染するというわけでもない。免疫機能によっても違う。

病気と、病気でない状態とは連続しているのである。西洋医学では病名がつかないような、治療の対象にならないさまざまな体の悩み、不調がある。この健康ではないが病気でもない、病気になる前の段階を、東洋医学では「未病」という概念でとらえてきた。

約二〇〇〇年前、前漢の医書とされる『黄帝内経《こうていだいけい》』に、「上工は未病を治し已病《いびょう》（すでに病気となってしまったもの）を治さず」とある。「いちばん腕のいい医者は、病気になってから治すのではなく未病を治す」と記されているのである。逆にいえば病気が現われてから治療する医者は腕が悪いことになる。

また別のところには、「敵が攻めてきてから武器を作るのでは遅い。のどが渇いたからといって、井戸を掘るのでは遅い。病気も同じで、病気になる前から治療を始めるべきだ」という記述もある。

こうした考え方をルーツに持つ漢方は、病気になる前の「未病を治す」ことが強調されている。高齢者は漢方薬を飲むことで、さまざまな病気の予防になる。

メタボリックシンドロームを避けなければいけない理由は、動脈硬化が進みやすく、心筋梗塞や脳卒中のリスクを高めるからだが、たとえば「近い将来、メタボになりますよ」という段階が「未病」であるともいえるだろう。

漢方医学の考え方は、診断に活かすことも可能である。たとえば「瘀血《おけつ》」とは、今でいう「血液ドロドロ」状態と考えられる。検査の数値に頼らなくても、次章で述べる舌診や腹診など漢方診断の所見から、瘀血があれば治療の対象になる。

人間ドックでも検査の数値に異常がなければ健康と診断されるが、漢方医学ではそれ以前に体に現われる兆候をとらえるのである。高脂血症や血糖値の異常となって現われる以前に、瘀血と診断されることは珍しいことではない。

西洋医学の言葉で瘀血を説明すると「赤血球変形能が障害され、細い毛細血管を通りにくくなっている状態」である。赤血球は自分より細い毛細血管を通るために、自らを変形する能力が備わっている。これが赤血球変形能だが、瘀血ではこの能力が障害されるので、酸素と二酸化炭素の運搬役である赤血球が、臓器のすみずみまで行き渡りにくくなるのである。

変形能の低下は、高脂血症や高血糖のほか、活性酸素が増えた場合にも起こる。また、古くなった赤血球も弾力がなくなって変形能が低下する。通常は免疫系によって処理されているのだが、免疫系に問題があると、変形能が低下した古い赤血球が残ることになる。

赤血球変形能を直接検査するのは、時間的にもコスト的にも大変だが、漢方医学では基本的な診察で判断できる。西洋医学的な指標とともに、漢方医学的診断を人間ドックに採り入れることは、未病の考え方を現代に活かすひとつのアイデアだろう。

古来からあるアンチエイジング

もともと「未病を治す」ことが最高の治療とされている漢方だから、昔からアンチエイジング（抗加齢）に密接な関わりを持っていた。

漢方の考えでは、「肺」は呼吸によって「天の気」を体内に取り入れ、気をめぐらせることで、皮膚に潤《うるお》いを与え、養《やしな》っているとされる。また漢方理論では、「肺」と「腸」は同じグループで結びついているし、腸と皮膚につながりがあることになっている。

生体のエネルギーを意味する「気」には二種類あって、ひとつは「先天の気」で、生まれ持っての気であり、もうひとつが「後天の気」で、呼吸して取り入れる「天の気」と、食物から得る「地の気」が体の中で混じり合って作られるとされている。

前者「先天の気」を司るのが「腎」、後者「後天の気」を司るのが「脾胃《ひい》」とされる。脾胃とは要するに消化器官である。

「腎」については先にも触れたとおり、ホルモン系、免疫系、水分代謝、生殖器・泌尿器など、「生命力の基本」を司るもののことなので、まさしくエイジング（加齢）に直結している。

最近、「男性は八年ごとに、女性は七年ごとに体が変わっていく」というテレビCMや新聞広告をご覧になった方も多いと思う。「たしかにそうだ」とうなずかれたかもしれない。女性であれば四九歳で閉経するとか、男性は五六歳で疲労が極まるとか、現代人にもよく当てはまる。出典はやはり『黄帝内経』なので、二〇〇〇年ほど経っているが、人体の本質はあまり変わっていないのだ。

それゆえに「腎」の気の衰えを補う、アンチエイジングに適応する漢方薬は昔からあって、八味地黄丸はその代表的なものだ。貧血症状の改善、滋養強壮、水分循環と血のめぐりの改善、体を温める作用を持つ八種類の生薬から構成されており、加齢とともも体が冷えて代謝が落ちるのも防ぐ。

またアンチエイジングというと、「若返ってきれいになる」といった美容的なニュアンスで使われることも多い。大学病院では美容対策としての漢方よりも、難治性の病気に苦しむ患者さんを診療することが多いのだが、それでも患者さんから「漢方薬をのんでいると肌がきれいになる」「皮膚がきめ細かになる」「化粧ののりがよくなる」と聞くことも多い。

漢方は必ず口から飲むが、腸内細菌はじめ腸内の環境を大きく変化させる。まだ科学的に証明できるというレベルではないものの、腸と皮膚に共通の抗原《こうげん》があるという報告もある。漢方理論でも腸と皮膚につながりがあることになっているのだが、腸がきれいになると肌がきれいになることは経験的にありうると思っている。

アンチエイジングでは、ホルモンバランスも重要な点である。とくに女性の場合、先述したように、更年期障害への対応も漢方は得意としている。

薬よりも「養生《ようじよう》」が大事

うつをはじめとしてストレスが原因になっている現代病や、メタボリックシンドロームに象徴される生活習慣病は、その多くが規則正しい生活ができないとか、食事をきちんと摂っていないといったことが積み重なっていることが多い。

漢方では、健康のために食生活や生活習慣を整えることを「養生」と呼んで非常に重視している。薬を出すことと同じくらい、食生活の改善などの生活指導に力を注ぐのだ。

私の担当した患者さんでこんな例がある。三〇代の既婚女性で会社勤めをしていた人なのだが、彼女のご主人が脳の血管の病気で倒れてしまった。自宅で世話をしなければいけなくなって、自分の仕事とで手一杯になったのだ。日中はご主人の母親が来てくれたのだが、この姑《しゆうとめ》との人間関係も彼女を悩ませた。泊まっていくようになって、精神的に追い込まれたのである。

とうとう彼女は会社に行けなくなって、漢方外来を訪れたのだった。体は疲れ切っているのに神経はひどく興奮している状態だった。桂枝加竜骨牡蠣湯《けいしかりゆうこつぼれいとう》を出した。この薬は神経の高ぶりをしずめ、体に元気をつけて、心身のバランスを整える作用がある。

漢方薬を出すとともに、「一カ月間の休養を要する」という会社に提出する診断書を書いた。休職することで、夫の世話も仕事もという忙しさから解放され、規則正しい生活を取り戻すと、彼女は一週間ほどで元気になった。

薬の効果もあるけれども、日常生活の見直しはきわめて大切だ。

とくに現代病では冷えがベースになることが実に多く、さまざまな病気の引き金になる。冷えというと夏でも膝《ひざ》掛けを使っているような女性を想像するかもしれないが、男性も決して少なくない。平熱が三六度以下の低体温は、現代人には珍しくないのである。

原因として季節性がなくなったことが考えられる。たとえば暑いときにすぐエアコンをつける人が二〇年前は三〇％だったのだが、今では五〇％に達するという調査結果が新聞に出ていた。都市化やヒートアイランド化などで、以前より夏が暑くなっている事実はあるにしても、現代人の暑さ寒さに対する耐性はおそらく落ちている。汗を十分にかくことがなくなって、体温調節がへたになっているのだ。

同時に、野菜の旬がわからなくなった。冬でもトマトやきゅうりが食べられる。しかしこうした夏野菜は体を冷やす働きがあるので、夏に食べてこそ理にかなっている。今ではアイスクリームも一年中食べられるけれども、冬に体を冷やす食べ物を日常的に食べるのは勧められない。漢方では、体を冷やさないことを非常に重視するのである。

漢方薬を飲んでいると、体温自体が上がってくる。温かいという自覚があって、低体温の人はかなり楽になる。


不摂生をしながら治してくれという「モンスター患者」


漢方では診療の一環として生活指導もする。薬を飲んでもらって、様子を見ながら食生活や睡眠、仕事のことなど、話を聞いてさまざまな指導や助言をする。

ただ、それに素直に従ってもらえるとは限らない。典型的なのはこんな例だ。

湿疹《しっしん》で悩む女性が、半年くらい漢方のクリニックに通って、湿疹は少しずつよくなってきた。体のむくみが気になるというので、いろいろ問診していると、甘いものを食べたときにむくむという。漢方医が「少し甘いものを控えてみてはどうですか」といったところ、とたんに彼女は不機嫌になった。

「甘いものを食べてもむくまないような薬が欲しいんです」というのである。甘いものを控えたら治るというのなら医者にかかる必要はない。しかしながら時間とお金を使って通っているのだから、何とかするのが医者だろう、というのが彼女の言い分だった。結局、それがきっかけで通院をやめてしまった。ここまではっきりと主張する人も珍しいが、同じように考えている人はときどきいる。

しかし、われわれ漢方医は、診察をして薬よりも生活指導に力点を置くこともある。「酒をやめればいいだけです」「チョコレートをがまんしましょう」などと指導だけする。なによりも本人がわかっている場合、薬を飲むよりも早く治る。

ことに本人がわかっている場合、薬を飲むよりも早く治る。

なによりも「酒を飲みながら治したい」「チョコレートを食べながら治したい」というのは無理である。生活がきちんとした上で初めて薬を飲むのが本来の姿なのだ。

昭和初期、漢方復活の立役者となった東洋医学の大家・大塚敬節《おおつかよしのり》先生は、たばこをやめろといってもやめない人は診なかった。生活指導をして、それを守れないのに薬だけで治そうという人は認めなかった。今は許されないけれども、本来はそういう姿勢で臨むべきだと思う。

現代の日本に暮らす私たちは、暑さ寒さをしのいで命をつなぐだけでは満足しない。より快適な、自分の好みにあった生活を求めているのである。科学文明の成果を享受できる時代になったのだから、喜ばしいことなのかもしれない。

日本は過去五〇年ほどの間に、乳児死亡率の劇的な低下と結核など感染症の制圧によって、世界でもトップクラスの長寿国になった。最近でこそ経済力のかげりが不安視されるけれども、生活を謳歌《おうか》できることを当たり前だと思っているのが現代の日本人なのだ。

欲望を満たすことに邁進《まいしん》して、それで健康を損《そこ》なったら、科学文明の成果である医療で治すことを望んでいるようにも思える。だがそれは「たばこは吸いたい。酒は飲みたい。がんになったら飲むだけで治る薬が欲しい」と求めているのに近い。

現代でも通用する『養生訓《ようじょうくん》』

「養生」という言葉を古くさいと思う人もいるかもしれない。たしかに日常会話ではあまり使わない言葉だが、本来、養生は「生命を養う」という意味である。

辞書には「生活に留意して健康の増進を図ること。摂生」「病気の回復につとめること。保養」とある。毎日の積み重ねを重視する姿勢が、その意味に含まれているのだ。

江戸時代の儒者、貝原益軒《かいばらえつけん》が書いた『養生訓』には、健康とは一朝一夕《いっちょういっせき》に得られるものではなく、日々の心がけが大切だと繰り返し出てくる。

「病気にならずに、長生きしたかったら、養生するのが大切である」「養生は若いときからしなければならない」と説《と》き、そのために「何ごとも過度を避けて、わがまま気ままに暮らさないこと。慎《つつし》む心が大切だ」と述べている。

今は健康だからといって、つい食べ過ぎたり不摂生したりしていると、やがて病気になってしまう。病気になってからの治療より、予防に重きをおくべきだと力説し、食生活、日常の生活習慣、住環境、性生活から医者の選び方まで、具体的に摂生法が書かれている。三〇〇年ほど昔の本だから、現代の医学や栄養学の知識からすると理解しがたい点もあるけれども、健康についての考え方は今でも立派に通用する。

健康を考えるときは、二〇年先、三〇年先を視野に入れておくことが大切なのだ。

若いころは「今」がすべてだから、将来の健康などなかなか頭に浮かばない。しかし、三〇代、四〇代と年を重ねてきても「今」がすべてでは、やがて困るのは自分自身である。今、日本人の発想は、どちらかといえば「今という瞬間」「短期的な利益」にとらわれている面が目立つ。

故障すれば直せばいい、部品を交換して悪いところを修理すれば元通りになるという、西洋的な要素還元論とプラグマティズム（実用主義）がそれを後押しする。

「自分らしくあることが大切で、それを妨《さまた》げるような抑圧はあってはならないこと」という考えがまかり通って、「甘いものを食べてもむくまない薬が欲しい」という要望も出てくる。こうした人たちの価値観では「がまん」は「よくないこと」にカテゴライズされているのだ。それでいいのだろうか。

流行の健康常識に振り回される現代人

健康を他人任せにせず、自分で管理する――考えてみれば当たり前のことだ。

少し運動をすれば解決するとか、少し食べるのを控えれば解消する問題であるにもかかわらず、それを怠《おこた》って医者や薬に頼るのは、やはりおかしい。

多くの病気は、健康なときに予防しておけばリスクを下げられる。病気になって医者にかかっても簡単に治る病気ばかりではない。

女性のマンモグラフィー検診受診割合（2006年／50〜69歳）　（OECD Health Data 2009より）

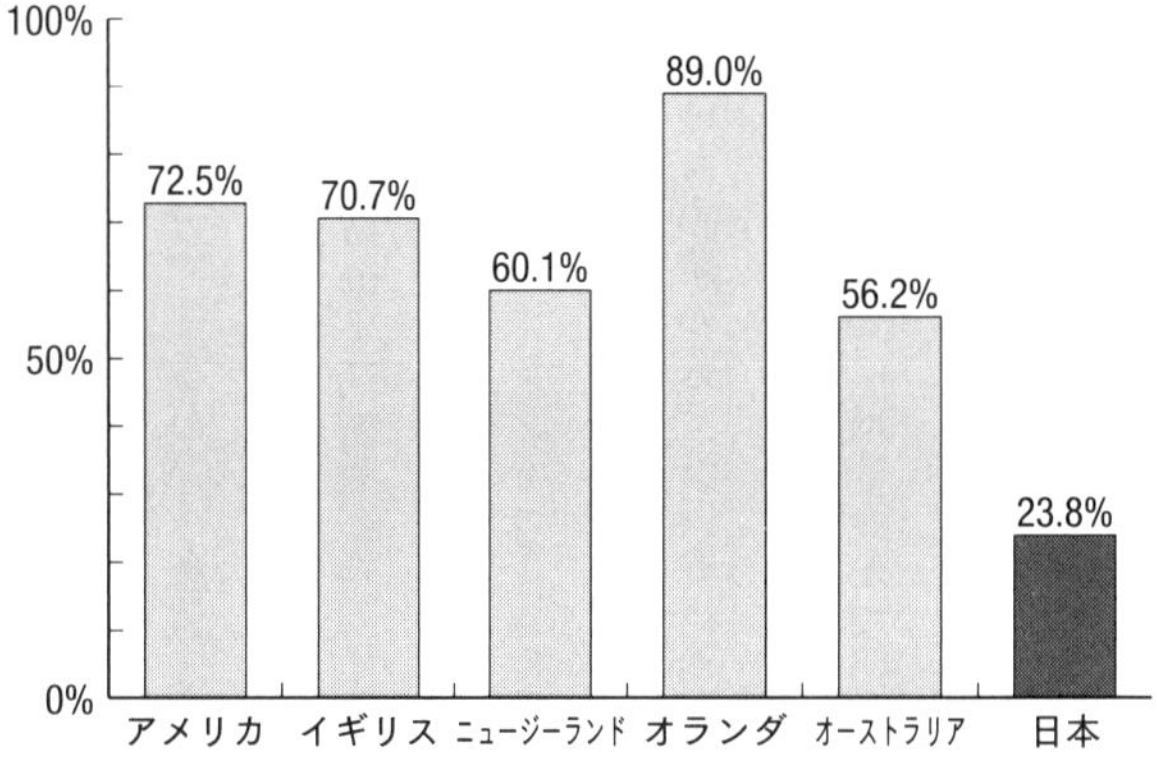

医療が進歩し高度化した現代、貝原益軒が呼びかけた「予防医学の重視」は忘れられ、健康の維持まで分業化して医療者に任されたかのようである。

その一例が、日本における乳がん（マンモグラフィー）検診の受診率の低さである。上のグラフに示すように、アメリカの受診率が七割を優に超えるのに対して、日本は三割に満たない。アメリカの場合、プライマリ・ケア（初期診療）を担当する家庭医がいて、検査時期になると通知を出し、応じない人には繰り返し連絡するなどして、予防に力を注ぐ仕組みがある。

一方、その種の仕組みがない日本では、予

防の意識が薄れてしまうきらいがある。となると「国が責任を持って、検診を受けさせるようにしろ」という意見も出てくるわけだが、医療費は際限なく上がってしまう。やはり自分の健康は自分で守るという意識は必要だろう。

糖尿病などの生活習慣病にせよ、発病するまでには何年という時間が経っているのである。若いころからの生活習慣を改善すれば、ある程度予防できることはわかっているのに、それができないのが今の日本人なのだ。

また、メタボリックシンドロームを気にするあまり、太っているのはダメでやせているのがいいという短絡《たんらく》した思考から、ダイエットに走る人は後を絶たない。やせているほうが美しいという誤解から、若い女性を中心に、栄養のバランスを崩している人も多い。

普段から、自分で健康を守ることを心がけなくてはいけない。ただし、その際に大切なのは、流行の健康常識に飛びつかないことだ。

テレビの健康番組のような「これを食べれば健康になる」「これさえやめれば大丈夫」といった安易な情報は非常に多い。それだけ「健康」が簡単に手に入るように誤解する人が続出するのもうなずける。

こうした安直な健康常識の問題点は、単純に一言で言い切ってしまうから、極端になりがちな点だ。一見、科学的な説明をされていたとしても、統計上の意味がないことがほとんどだ。

中庸《ちゅうよう》――「ほどほど」が漢方の理想

実験室での再現性を科学的だとする西洋医学は進歩のスピードが速かった。それだけに「理由がはっきりしないけれども、これでまぁ大丈夫」といった考え方が苦手だ。

反対に、人間が長い時間をかけて経験的に会得した「健康を保つ方法」「病気を治す方法」を、日本人向きに磨いてきたのが漢方である。

漢方では「虚《きょ》・実《じつ》」「寒《かん》・熱《ねつ》」といった分類をする（次章で詳しく説明する）。ただ注意しなくてはいけないのは「この人は虚だからよくない。実にすることが治療だ」という発想ではないのである。

たとえば、すごく活動的で一日一五時間働けるような実証の人は、疲れやすくて一日五時間しか働けない虚証の人に比べれば三倍働けることになる。では実証のほうが三倍働けるから優れているのか、みんなが目指すべきかというと、それは違う。

八時間働く人が一般的な中で一五時間働く人がいたら、金銭的にも社会的にも成功するかもしれない。だが、それはやはりおかしいのではないかと漢方では考える。極端にバイタリティに溢れている人は、あるときに突然死するリスクも高い。

漢方は「エネルギーが溢れてオーバーヒートしそうな人はもっと緩《ゆる》めましょう、働きたいのにエネルギーの足りない人には、少し補ってあげましょう」と、中庸を重んじるのである。

寒・熱に関しても同様だ。「冷えている人は少し温めましょう、熱くてほてっている人は少し熱を冷ましてあげましょう」と、すべてのベクトルを中央に向かわせようとする。

現在ICD（国際疾病分類）に向けて作成している日本の漢方の「証」がおよそ八〇ある。これは弱いところを見つけたときの分類名という意味でもある。弱点を補うことによって、全体のバランスも取っていく。「真ん中」に向けるために薬を使うのである。

すべて真ん中、仕事もほどほど、何でもほどほどというのが漢方の理想だ。

先に「冷え」は避けるべきと述べたけれども、温めればいいわけでもないし、エアコンがよくないといっても熱中症の問題もある。ほどほどに冷えすぎない程度にする。

昨今の日本は、徹底した競争社会を理想とするアメリカ型の社会に追随しようとしてほころびが目立つ。だが、本来は「ほどほど」に暮らしてきた東洋的な発想の国である。

少し中庸を思い出すことで、楽になることも多いのではないかと思う。

第2章　漢方の治療はどのように行なうのか

――「証《しょう》」と漢方薬

漢方診断は「証」を診る

私が子どものころ、昭和四〇年代くらいまでは、近所のお医者さん（つまり西洋医学の一般的な医師）も診察のときには、顔をよく見て、聴診器を丹念に当てて診察していたように思う。お腹や背中を叩く打診などが普通に行なわれていたと記憶している。

しかし医療が高度化するとともに、聴診器や打診よりも血液検査のデータやX線写真などが重視されるようになった。最近はＩＴ化が進んで、電子カルテが普及したものだから、医師はキーボードとコンピュータの画面だけを見ていて、ますます患者さんの顔を見なくなったと批判されている。

西洋医学がしばしば、生身の人間に向き合っていることを忘れがちといわれるのは、病気の原因を突き止め、ピンポイントで狙い撃ちするためだ。ミクロな病変に注意が向かうのは、ある意味で必然だ。

これに対し漢方では、原因よりも「患者さんが今、どんな状態にあるのか」を重視する。これが「証」であり、漢方の診察ではこれを決定することが基本になる。

「お腹が痛い」「熱がある」といった体の異常は「症状」だ。証はさまざまな症状を統合したもので、その症状の現われ方や、平常時の体質や体格も含めて決定する。いわば「人間の分類」である。

たとえば同じかぜの初期でも、平素から体力がある程度ある人が、熱が出て悪寒がし、頭痛や首筋のこわばりもあり、汗をかいていないという場合「葛根湯《かっこんとう》の証」と診断される。一方、顔色が蒼白く体全体がひやひやして熱感がない、微熱があるが汗はかかず、頭に鈍痛があって倦怠感が強く、水ばながが出てのどがちくちく痛むといった場合は「麻黄附《まおうぶ》子細辛湯《しさいしんとう》の証」になる。

この例からもわかるように、証はそのまま治療法も表わしている。かぜの初期か、中期か、慢性期かといった時間軸や、平素の体質、汗をかいているか否かなどで、一〇種類以上の証があり、よく使われる薬も一〇種類以上あるわけだ。

西洋医学では、診察によって病名が判明すると、患者の年齢や体力、重症度、合併症などを考慮した上で治療方針が決まるのだが、漢方では診察して証が決まれば、治療法（薬方指示）も決まることになる。こうした診断方法は「方証相対《ほうしょうそうたい》」と呼ばれ、「証」と「治療方法」とが一体となっているのである。

ただし証は、病気のときにだけつけられるとは限らないからややこしい。

西洋医学では健康な人には病名はつけようがないのだが、証はあくまでも人間の分類なので、病気や症状がなくてもつけられる。健康に見えても、将来的な病気などが予測できるので、治療や体質改善の対象になる可能性は十分ある。

証は何で決まるか——「虚・実」と「寒・熱」

漢方医学で重要な概念のひとつが「虚・実」である。

病気になったとき、跳ね返す力が強いのが「実」、弱いのが「虚」である。サッカーボールや自転車のタイヤなどに空気がしっかりと入った状態が「実」、多かれ少なかれ空気が抜けた状態を「虚」と考えるとイメージしやすいだろう。

一般的に、体力旺盛《おうせい》な人が「実」で、虚弱な人が「虚」と見立てられる。これは病気を跳ね返す力は、平素の体力に関わっていると考えられるからである。

次ページの表に示すように、筋肉質で性格は積極的、消化吸収がよくて食欲旺盛、肌つやがよくて声も力強いといった人は「実」、やせ型で消極的、少食で皮膚は乾燥気味であ

平素の体力から見分ける証――実証と虚証

	実証	虚証
体型	筋肉質	やせ、水太り
活動性	活発	消極的
栄養状態	良好	不良
皮膚	光沢・つや	さめ肌・乾燥
筋肉	発達良好	発達不良
消化吸収	大食	少食
便通	便秘しても平気	下痢が多い
体温調整	季節に順応	夏ばて・冬疲れる
病気になった時に汗を	かきにくい	かきやすい

り、声は弱々しい人なら「虚」ということになる。

朝青龍《あさしょうりゅう》（引退してしまったけれども）は実証だし、それに比べれば明石家《あかしや》さんまは虚証などと、体型などから大まかな判断もつけられる（もちろん実際に診てみないと本当にそうかはわからないが）。この場合、人間を二つに分類して当てはめているわけだが、こうした大局的な判断を重ねていって、正確な証を決めていくのである。

平素が「実」の人は、病気になったときの反応も「実」のことが多く、「虚」の人は反応も「虚」であることが多い。反応が「実」とは、病気に活発に抵抗して反応している状態で高熱が出る場合を指し、「虚」とは反応が鈍くて微熱であることを指す。

ただし、必ずそうなるというわけではない。「虚」と「実」は相対的なものなので、同じ人間でも、「虚」になることも「実」になることもあると考えるのだ。「実」の人は「虚」の人よりも元気だが、病気に対する抵抗力が強いというわけでもない。

たとえばかぜをひいたとき、平素が「実」の人は汗をかかずに自分の体内に熱を作り、ウイルスを撃退しようとする。しかし、徹夜続きで体力が落ちているという場合には、ウイルスを排除できずに「虚」の反応を示すこともある。

また「寒・熱」という概念もある。これは患者さんの自覚によるもので、必ずしも体温を測って平熱より高いかどうかを意味するものではない。

たとえ体温が上がってなくても、患者さんが熱があるように感じ、顔が赤みを帯びていたり、発汗傾向があるようなら「熱」である。逆に、体温計で測って熱があっても、寒気を訴え蒼白い顔でがたがた震えるようなら「寒」になる。

証を決めるに当たって重要な要素が、この「虚・実」「寒・熱」と、急性熱性疾患の場合には「六病位」、慢性疾患の場合には次に述べる「気・血・水」の三つである。この組み合わせでおおむね漢方の証は決まり、薬が決まる。

「気・血・水」のバランスを重視する

慢性疾患では「気・血・水」という概念が重要になる。

この三つは体を機能させるために必要な要素であり、三者がうまく体内を循環することで、人間の体は正常に働いている。さまざまな障害や症状は、それぞれの巡《めぐ》りが悪くなって滞《とどこお》ったり、偏在したりして現われたものなのでバランスを整えてやろう、と考えるのが基本的な漢方治療の考え方である。

不定愁訴と呼ばれる、西洋医学では病名がつかないけれども患者さんにとってはつらく気になる症状は、漢方ではこの三つの要素が過剰だったり、不足したりしてバランスが崩れた状態と考えるので、対応できるのだ。

臓器や原因を特定して、その部分だけを治すのではない。過不足を正して、バランスを整えることで健康を取り戻す。つまり「病気を治すのではなく人を治す」のである。

その「気・血・水」とは何だろうか。

私たちは日ごろからよく「気」という言葉を使うけれども、「気」は漢方の重要な概念だ。「気が若い」「気が短い」「気を落とす」「気を失う」「やる気がない」「気の抜けた状態」など、精神状態だけでなく広く生命のエネルギーを表わす意味で「気」が使われている。目には見えないけれども、人間がいきいきとした状態を保つために必要不可欠なものだと考えればいいだろう。

漢方では、気の異常を「気虚」「気うつ・気滞《きたい》」「気逆」に大別している。

気虚とは根源の気が全身的に不足している状態だ。顔色が悪く、声も小さくて張りがない。端的にいえば「元気がない」のである。気力がない、体がだるい、疲れやすい、食欲・意欲がない、日中の眠気（とくに食後に眠くなる）という症状が当てはまる。

気うつ・気滞は、気の流れが滞っている状態を指す。症状としては頭が重い、のどが詰まる、胸苦しい、不眠、手足のだるさなどがある。

気逆とは、行き場のなくなった気が頭に向かって逆上するような状態だ。のぼせ、動悸、頭痛、げっぷ、発汗、不安、焦燥感、顔面の紅潮などの症状がある。

「血」は、血液を指すとともに、血液の流れも含まれる。気とともに全身を巡り、各組織に栄養を与えるものだ。

血が足りない状態を「血虚」といい、髪が細くなったり抜けたりする。白髪や爪がもろくなる、皮膚のかさつき、貧血、月経不順、こむらがえりなども起こる。

血の巡りが悪くなった微小循環障害が「瘀血《おけつ》」である。目の下の隈《くま》や、暗赤色の唇や舌、皮膚の色素沈着、静脈瘤、痔、月経異常などとなって現われる。冷えは血の流れを滞らせて瘀血の原因となる。

そして「水」は血液以外の体液である。このうち生理的体液を「津液《しんえき》」といい、病的な体液を「痰飲《たんいん》」という。体内の水分の分布異常を「水毒《すいどく》」と呼び、過剰であればむくんだり、尿が出にくくなったり、下痢を起こしたりするし、どこかに偏《かたよ》っていると頭痛、めまい、立ちくらみ、乗り物酔い、吐き気などの原因になる。

天気が悪くなるときに頭痛がするとか、リウマチの痛みが悪化するという人は、この水毒である場合が多い。

診察室で漢方医は、「気・血・水」のバランスを診ながら「虚・実」「寒・熱」を勘案して、証を決定して治療を進めていくのである。

漢方の診察はどのように行なうか——「望《ぼう》・聞《ぶん》・問《もん》・切《せつ》」

漢方の医師は証を決定するために、五感を最大限に働かせて、ていねいに患者さんの様子を観察する。患者さんからは「よく話を聞いてくれる」「ていねいに診察をしてくれる」と感謝されるが、今のような検査手段や機器がなかった時代には、当然かつ最善の方法だった。

それが「四診《ししん》」と呼ばれる漢方独特の診察だ。「四診」とは「望・聞・問・切」という四つの方法である。

望診

患者さんが診察室に入ってきたときから、漢方医はその状態を観察している。つまり視覚による診察だ。顔色、姿勢、肌の色つや、むくみの有無、体型、動作などを見るだけでも、証の大まかな見当がつく。

内臓の異常は舌によく現われるため、望診では舌を見る「舌診《ぜつしん》」が重視される。舌の色、形状、大きさ、舌苔《ぜったい》の有無・色などを見るほか、大事な所見としては歯型の有無がある。舌に歯型がある人は前述の「水毒」で、水の分布異常だと考えられる。また舌の裏側を観察したとき、舌下静脈が腫《は》れていると血流が悪いことがわかる。

聞診

聴覚と嗅覚による診察が聞診である。患者さんの声の大小やトーン、息づかい、咳の様子などを聞く。口臭や体臭も判断材料で、胃腸が弱い人は酸っぱい臭いがする。ときには大小便の臭いも聞診から得られる大切な情報となるのである。

問診

現在の病気の状態や体調、既往歴、家族歴のほか、暑がりか寒がりか、汗をかきやすいかどうかといった体質傾向なども質問する。その際、患者さんの主観を重視するのが特徴だ。もちろん西洋医学でも問診は行なわれるが、検査が発達した現代では、あまり重視されなくなって「あまり話を聞いてくれない」という苦情も出るようになってしまった。

本来、問診は西洋医学でも重要なのだが、全身の関連を診る漢方では、患者さんからじっくりと話を聞くことが多い。汗のかき方ひとつでも、全身なのか、首から上だけかなど根掘り葉掘り聞くことがある。問診表に記入してもらうケースもあり、文字の大きさや書いた分量なども、診断のための材料になる。

切診

直接患者さんに触れて観察することを指し、触覚による診察だ。「切」という文字から、切り開くのかと誤解する人もいるかもしれないが、「接」と同じ意味なので心配は無用である。ポイントとなるのは脈を診る脈診と、お腹を押したりさすったりする腹診だ。

脈診は患者さんの手首をとって、撓骨《とうこつ》動脈の拍動を診る。脈拍数のほか、軽く触れただけで脈に触れるか、強く押さないと触れないか、力強さなどを観察している。日本の漢方で脈診はあまり重要視されないが、急性疾患では役に立つ。症状の変化に対して、速やかに反応するためだ。

腹診は患者さんに仰向《あおむ》けになってもらってお腹に触れ、押したときの抵抗感や圧痛の有無、硬軟、汗でしっとりしているか否かなどで判断する。西洋医学の触診とは別のもので、慢性疾患の診断ではとくに重要であり、漢方の大きな特徴になっている。

何の病気でもお腹に触るのはなぜか

漢方の診察では、頭痛でも、手足のしびれでも、アトピーでもお腹に触るのでけげんに思う人もいるかもしれない。だが腹診は全身の状態を知る、大事な診断方法なのだ。

実際の腹診では、患者さんに仰向けになってもらい、膝を伸ばした状態でお腹全体から繊細に触れていく。肋骨角《ろくこつかく》、胸部から腹部へ移行、腹壁の厚さ、腹力、腹満（ガスの充満）、腸の蠕動《ぜんどう》運動、皮膚の湿り具合を調べるのだ。腹壁が厚くて弾力に富むのは実証、薄くて弾力に乏しいのは虚証など、まず概要をつかむ。

続いてお腹の各部を押して、その感触や患者さんが痛みや不快感を訴える場所を調べていく。

たとえば、心窩部《しんかぶ》（みぞおち）につかえる自覚症状があり、腹診したときに抵抗のある状態が「心下痞鞕《しんかひこう》」といい、半夏瀉心湯《はんげしゃしんとう》などを使ってしこりを取る。また、へその周囲を押したとき痛みがあるのは、血が停滞していることを示している。「瘀血」を示す重要な腹証だ。

余談だが、漢方の用語には難しい漢字が多いが、よく見ると実はわかりやすい。表意文字のため、字を見ると意味がわかるからだ。「心下痞鞕」の「鞕」は、石のような硬さではなく、革くらいの硬さという意味なのである。

また、胃やへそのあたりに触れたとき、動悸を強く感じることがある。これは腹部動悸《ふくぶどうき》と呼ぶが、比較的強い不安感や不眠などを伴う。パニック障害で代表的な所見のひとつである。

下腹部が軟弱で力の感じられない場合を「小腹不仁《しょうふくふじん》」と呼んでいる。小腹とは下腹部のことで、不仁はもともと知覚麻痺を指すが、糖尿病の場合などに多く見られる。

そのほか、代表的な腹証だけで一〇種以上あり、それぞれに対応する漢方薬がある。

こうした診察を通じて、慢性疾患であれば治療の際、「気・血・水」の弱いところ、バランスを欠いているところを見つけて、それを正すような薬を処方する。「虚・実」「寒・熱」も組み合わせて証を決定していく。

病気のステージを見極める

急性疾患の場合には「六病位」といって「病気が今どの段階にあるか」を重視する。

かぜやインフルエンザの治療の際、漢方の場合はひき始め、一日後、三日後で処方や対策がまったく違うからだ。「虚証の人にはこの薬は出さない」といった禁忌《きんき》もあるから、

「虚・実」「寒・熱」も組み合わせて患者さんが、どんな状態にあるのかを診ている。

急性疾患の場合は、症状や体質に加えて病気の進行度を重視する。

たとえば有名な葛根湯は「ちょっと熱っぽいな」「ちょっと寒気がする」というとき、かぜのごく初期に飲む薬である。時間単位から日単位で飲む薬なのだ。この段階で飲めば一、二服で治ってしまう。だが、咳が出ているときに飲んでも遅い。

次のステージになると、小柴胡湯《しょうさいことう》などが使われ、一週間ほどの単位で飲む。一口にかぜの治療といっても、初期・中期・慢性期・回復期という時間軸と、証の組み合わせで、二〇種類くらい漢方薬を使い分けるのである。

ちなみに漢方薬は食事と食事の間、つまり食間服用が原則だ。胃の中が空っぽになっていて、有効成分を吸収しやすいためだが、あくまでもこれは原則。かぜやインフルエンザの初期では一刻を争うので、「ひいたかな」と思ったら、すぐに飲むのがコツである。

西洋医学の場合、時間軸はあまり問われない。どの時期であっても「ウイルスを叩く薬」「解熱剤」などと一律だ。時間軸がないだけではなく、基本的に老若男女を問わず同じ薬を、体重に応じて増減しながら処方する。「原因となっているウイルスが同じなのだから、取り除く方法も同じ」と考えるからだ。

繰り返し述べてきたように、西洋医学と漢方医学でものの見方が違うために治療の狙いや方法も大きく異なる。すなわち西洋医学では「病気」を治療するから、病名が決まらないと治療方針が立たない。また治療は病変部や関連症状に対処しながら行なわれる。

これに対し、漢方では個々の患者さんをひとりの病める人間としてとらえ、全体像の診断（＝証）によって全身を修復する全人医療を行なう。だから患者さんのひとりひとり、病気の状態によって使う薬も違ってくるのである。

症状が同じでも漢方薬の処方は人により異なる

発熱を現代の生物学や西洋医学の言葉で説明すると、「ウイルスや細菌排除のための生体防御機能の発現」ということになる。

ウイルスや細菌に感染すると熱が出る。これは、ウイルスなどが増殖しやすい温度よりも体温を上げて増殖を抑えるとともに、体内の免疫反応が活発化され、体に侵入したウイルスなどを排除しようとするためだ。

人間の体温をコントロールしているのは間脳・視床下部の体温調節中枢だ。いわばここが「温度調節つまみ」を握っていると考えればよい。ウイルスや細菌に感染すると、つまみが回されて、高温にセットされるのである。

体温のセットポイントを上げると、体内では熱を作ろうとする熱産生反射が起きる。これには二つの仕組みがあって、ひとつは熱産生機構の亢進《こうしん》である。筋肉の緊張・ふるえによって熱を作り出す。そしてもうひとつ、熱を逃がさないように熱放散をブロックする機能が発動する。末梢《まつしょう》血管の収縮で血流を抑え、汗腺を閉じ、立毛筋《りつもうきん》は毛を立たせて放熱を防ごうとする。寒気によって鳥肌が立つのはそのためだ。

こうした一連のメカニズムで発熱し、人間はそれを悪寒として感じるのである。だから解熱剤のむやみやたらな使用は、生体防御機能を弱めかねない。

多くの漢方薬は、ウイルスや細菌排除を直接攻撃して排除するのではなく、こうした人間に備わる力が発揮できるように、生体機構を整えることを目的にしている。

ただ人それぞれで体力も違うし、病気や薬への反応も違う。したがって生体機構を整えるにも、一律なやり方ではなく個人差を重視することになる。この個人差が証なのだ。

たまに、「友だちが飲んでいて病気がよくなったので、同じ漢方薬を飲みたい」という患者さんがいる。

本書をここまで読んでくださった方は、この患者さんの希望どおりになるとは限らないことがおわかりだと思う。

漢方は、ひとりひとりの体質を重く見る医学なので、ある人によかった漢方薬が当人にも合うという保証はない。事実、親戚に勧められた漢方薬を服用して具合が悪くなったという人もいる。

たとえば中高年の体力低下や冷え、下半身の衰えなどに効果的な八味地黄丸も、暑がりな人や胃腸の弱い人には適さない。合わない人が飲むとのぼせたり、食欲不振や吐き気をもたらしてますます体調が悪くなりかねない。ほかの人の漢方薬をもらったり、自分に効いたからといって誰かにあげたりするのは危険なことだとご理解いただきたい。

患者さんの体質や病気の状態（＝証）に基づいて薬を出すのが漢方であり、そのための薬が漢方薬だ。同じ病名や症状で一律に薬を出すのは西洋医学的な考え方であって、本来の漢方ではない。漢方薬には副作用がないと思っている人もいるけれども、後述するように副作用がないわけではない。

そもそも合わない薬を飲んで不都合が出るのは「副作用」ではなく「誤用」である。

煎《せん》じ薬とエキス剤

漢方薬というと、土瓶でことことと煮出して服用する「煎じ薬」のイメージがあるかもしれない。すでに漢方薬を処方してもらったことのある人なら「あのお湯に溶かして飲む顆粒《かりゅう》の薬か」と思うかもしれない。

漢方薬とは、一定のレシピによって数種類の生薬を組み合わせて作られた薬（これを「方剤《ほうざい》」と呼ぶ）のことだから、とくに医師から証に基づいて処方されたものであれば、間違いなくどちらも漢方薬である。

伝統的な漢方薬は、ほとんどが「煎剤（煎じ薬）」だった。生薬をスライスしたものを組み合わせて、配合したもので、服用するときは水から煮出してかすを漉《こ》し、煎じた液体を飲んでいた。これが伝統的なスタイルである。

たとえば葛根湯は、生薬の葛根・麻黄・桂枝《けいし》・芍薬《しゃくやく》・生姜《しょうきょう》・大棗《たいそう》・甘草《かんぞう》を、決まった比率で配合したもので、その名が示すとおり「湯（スープ）」である。中国から来た人が銭湯の看板を見て「どんなスープが飲めるのだろう」と思ったという笑い話もある。人参湯《にんじんとう》、半夏瀉心湯《はんげしゃしんとう》、六君子湯《りっくんしとう》、十全大補湯《じゅうぜんだいほとう》など「湯」とつく漢方薬はたしかに多い。

それゆえに漢方薬イコール煎じ薬と思われるのだろうが、当帰芍薬散《とうきしゃくやくさん》や四逆散《しぎゃくさん》などは散剤（粉薬）だ。時代劇などで、薬研《やげん》という道具を使って生薬を砕いているシーンをご覧になった方も多いと思う。八味地黄丸《はちみじおうがん》や桂枝茯苓丸《けいしぶくりょうがん》のような、粉末にした生薬を丸めた丸薬もある。これらは熱に弱い成分を含んだ生薬を使う場合の製剤で、丸薬は少しずつ胃の中で溶け出して効力を発揮するように工夫されたものである。それぞれの薬がもっとも有効になるよう、長い歴史の中で工夫されてきたのだ。

現在では多くの場合、医療機関で処方される漢方薬はエキス剤と呼ばれ、煎じ薬を急冷、乾燥して作られる。いわばフリーズドライのインスタントコーヒーやスープのようなもので、基本的にはお湯に溶かして服用する。簡便で品質も安定しており、大方の病気にはこのエキス剤で対応できるので広く使われている。煎じ薬よりも煎じるときの臭いや味が気にならない点でも使いやすい。

お湯に溶かすときは、エキス製剤の顆粒を湯飲み茶碗半分くらいの熱湯で溶く。溶けるまでしばらくかかるので、しばらく待ってすっかり溶けてから飲む。よく溶けなければ、電子レンジで温めてもよい。

エキス剤には錠剤、カプセル剤もあって、普段から見慣れた西洋薬とほとんど同じ形状をしている。

このように現在の主流になっているのはエキス剤だが、煎剤、いわゆる煎じ薬が望ましいこともある。生薬の配合を細かく調整する必要がある場合だ。手間はかかるけれども、毎日煎じることで健康意識も高まる。これも治療のひとつと考えて、続けていただきたいと思う。コーヒーメーカーのような自動煎じ器もあるので、いくぶん手間は省けるかと思う。

煎じ薬は保険が利かないと誤解されがちだが、煎じ剤単位ではなく、ひとつひとつの生薬の合算で保険請求できる。現在では二〇〇種類あまりの生薬が使えることになっている。

漢方薬の原料とは

漢方薬を構成している生薬とは、植物を主として動物、菌類、ときには鉱物まで、薬理作用のある自然界の産品から作られた医薬品だ。これは国の定めた基準である日本薬局《やっきょく》方《ほう》で、その種類を列記して定義されている。

身近なものも多く、葛根湯に含まれる生姜《しょうきょう》は、乾燥させたショウガだし、胃痛などで使う六君子湯に入っている陳皮《ちんぴ》は温州《うんしゅう》ミカンの皮を干したものだ。インフルエンザに処方される麻黄湯に使われている杏仁《きょうにん》は、中華料理のデザート、杏仁豆腐《あんにんどうふ》の材料でもある。

また虚弱な人の不眠症やイライラをしずめる桂枝加竜骨牡蠣湯《けいしかりゅうこつぼれいとう》の牡蠣《ぼれい》とはカキの殻を砕いたものだし、痰を出しやすくして咳や気管支喘息を改善する五虎湯《ごことう》などに含まれる石《せっ》膏《こう》は、美術室の石膏像にも使われているものだ。「そんなものを飲んで大丈夫か」と心配する人もいそうだが、石膏は熱を発散させて解熱させる作用を持つ。

日本薬局方では、約二〇〇種の生薬が記載されている。いずれも薬としての効き目が発見され、素材のどの部分をどう加工するかなど、長い歴史の間に蓄積された知恵に基づいて医薬品として認められたものだ。薬効のある天然素材を乾燥させたり、弱毒化したりといった加工はするものの、有効成分だけを精製したものではない。そのため非常に多くの成分が含まれることになる。

漢方の特色は、生薬を組み合わせた「方剤」を使うことだ。複数の生薬を混合して使うことによる複合効果によって、さまざまな症状に対応しているのである。

生薬は天然素材であるだけに、産地や採集時期によって成分の含量にばらつきが出ることは避けられないのだが、日本の製薬会社は均質化する高い技術を持っている。これは漢方を世界に広めていく上で、非常に大きな強みなのだ。

西洋薬・中医薬との違い

天然素材の生薬を複数組み合わせて作られた漢方薬に対して、西洋薬は、そのほとんどが化学的に合成された物質で、強い薬理作用を示す。

現代では、まず薬の分子機構があって、それがどう作用するかという考え方に基づいて作られている。非常にミクロなレベルで、精密に合成されていて、特定の細胞や遺伝子にもピンポイントで働くのだ。そのため「この病気にはこの薬」と、それぞれの病気や症状に対して対応する薬が存在している。副作用や耐性の問題もあって、万能というわけではないけれども、切れ味鋭い薬効が西洋薬の特徴だ。

一方、漢方薬は「この人は○○湯の証だから○○湯」という使い方をする。証は診断名でもあり、治療法でもある。前述のとおりこれを「方証相対」と呼ぶのだが、あくまでも人の分類である「証」が基準になる。それゆえに同じ病気でも人によって薬が違うこともあるし、まったく違う病気の人に同じ薬が処方されることもある。

漢方薬が、原則として複数の生薬を一定の配合で作る方剤であるのに対して、中国の伝統医療で使用される中医薬は、症状に合わせて生薬を随意に組み合わせて処方される。

中医学では、ときには抽象的、観念的なまでに理路整然としたプロセス（弁証）に従って証を決め、さらに薬を決めるプロセス（論治《ろんち》）がある。これを「弁証論治」と呼び、ひとりひとりに合わせて生薬の配合を決めるのだ。厳密さという点では、日本の漢方よりも、さらにオーダーメードであるともいえるだろう。

また、中国と日本では、昔から薬の量に大きな違いがある。生薬となる資源が日本には少なかったことが大きな理由だろう。その代わり生薬を小さく刻んで抽出効率を上げる

「刻み生薬」という方法を編み出した。

中国に行って、古い薬局などで伝統的な中医薬をもらった人もいるかもしれない。日本の煎じ薬に比べて、その量の多さに驚かれたのではないかと思う。

台湾の医師に聞いたところでは、患者さんには生薬はあまり細かく刻まれていないものが渡されるが、量が少ないと患者さんが納得せず、苦情が出ることもあるという。また日本のように長期間服用するのではなく、短期間しか服用しないためではないかともいっていた。

民間薬・ハーブと漢方薬

長い歴史の中で使われてきた生薬を使うという点では、漢方薬も民間薬も同じである。ただし、漢方薬は漢方医学の理論に基づいて、原則として二種類以上の生薬が配合されたものだ。用法や用量も決まっている。

これに対し、民間薬は言い伝えや経験を元に自己判断で用いられるものだ。たとえば健胃薬として知られるセンブリや、下痢止めや胃薬として使われてきたゲンノショウコのように、一種類だけから成るものが多い。

「おばあちゃんの知恵」的な使われ方で、病気の治療というよりも、健康増進が目的のことが多く、用法や用量が詳しく決まっているものではない。

西洋の伝統医薬のひとつがハーブである。カモミールやレモングラスをお茶にして楽しんだり、ローズマリーやタイムを料理に使ったりしている人もいると思う。今ではお洒落な生活の彩りになっているハーブは、歴史的には薬として用いられてきたものだ。芳香植物から成分を抽出して使うアロマテラピーも派生した。

要素還元主義を土壌にした近代医学が発達する以前、ほんの一〇〇年ほど前までは、洋の東西を問わず、人間は自然からの恩恵をさまざまな形で利用してきたのである。

イチョウ葉エキスはサプリメントとして世界中で使われているが、とくにドイツでは医療用として、医師の処方箋の下で使われている。ドイツの修道院などではハーブが栽培され、薬として人々を救済するために用いられてきた。こうした伝統があるので、イチョウ葉エキスも医療用として使うことにも抵抗がなかったのだろう。

ハーブも伝統医薬としては単独で使われる。生薬を組み合わせる発想は、当然西洋にもあったはずだが、残念ながらそのレシピは残っていない。消えてしまった理由は、組み合わせに対して、名前をつけなかったからだったと考えられる。

漢方薬にも副作用がないわけではない

漢方薬の原料は天然素材の生薬である。ただし、自然界には有毒植物もたくさんあることからもわかるように、自然由来のものだからといって安全とは限らない。

服用によって、たとえば胃がもたれたり、食欲がなくなったり、下痢をしたりといった胃腸障害のほか、血圧が上がる場合もある。これらは漢方薬に含まれている成分から予測できる副作用なので、薬を調節することで比較的早期に問題は解決する。

一例を挙げると、甘草《かんぞう》という生薬には鎮静・鎮痙《ちんけい》、鎮咳《ちんがい》、肝機能改善、抗炎症・抗アレルギーなどさまざまな作用があるので、多くの漢方薬に配合されている。しかし一方で甘草はグリチルリチンという成分を含むために、血清中のカリウムの値《あたい》が下がって血圧が上昇するといった副作用が現われることがたまにある。

甘草は、その名のとおり砂糖の約五〇倍という甘さがある。調味料や甘味料などにも使われているので、甘草を含む漢方薬を服用したとき、知らぬ間に大量の甘草を体内に取り込んでいる可能性があるのだ。

また、含まれている成分だけでは説明がつかないような副作用も起こりうる。そばアレルギーの人がいるように、一種のアレルギー反応による副作用が起こることがあり、この場合には皮膚に湿疹が出る。

以前、長引くかぜや胃腸疾患などで使われる小柴胡湯《しょうさいことう》によって間質《かんしつ》性肺炎が発生して、死亡例もあったことがニュースになった。大柴胡湯《だいさいことう》、柴胡桂枝乾姜湯《さいこけいしかんきょうとう》、六君子湯《りっくんしとう》などでも間質性肺炎が報告されている。

だが、この間質性肺炎もアレルギーの一種なので、早めに気づいて薬をやめれば治るものだ。西洋医学的な体系で使用したことが、被害を大きくしたことは否定できない。

西洋薬と併用もできる漢方薬は、副作用のない安全な薬と思われがちである。だが薬である限り、西洋薬であろうが漢方薬であろうが、副作用は起こりうる。このことを医師も患者さんも理解した上で、独特の効果を持つ漢方薬とつき合っていくことが重要である。

とくに警告しておきたいのが、漢方薬ではない漢方薬まがいの薬の存在だ。こうした薬を「漢方だから安全」と思って飲むと非常に危険な場合がある。

一〇年ほど前、中国のやせ薬を飲んで健康被害が出たことが大きなニュースになった。およそ一〇〇〇人もの人に肝機能障害が出て、死亡例もあった。「漢方薬」といいながら、日本では未認可のフェンフルラミンという向精神薬が入っていたことが明らかになった。

繰り返しになってしまうが、漢方は日本独自の伝統医療の体系であり、漢方薬とはその体系によって処方される薬のことである。診断と薬はセットなのである。

かぜ薬や胃腸薬と同じように、漢方薬にも医師が処方する医療用だけでなく、薬局などで買える一般薬とがある。漢方に詳しい薬剤師と相談して使えば安全だが、最近はインターネットによる通販が普及して、厚生労働省の認可を受けていない並行輸入品が急増している。あらためて注意を促しておきたい。

解明されてきた漢方薬の効能メカニズム

長い間、漢方薬がどんなメカニズムで効能を発揮するのかは曖昧《あいまい》だった。さまざまな生薬を混ぜて作られる漢方薬は、非常に多くの成分が含まれているからなおさらだ。どんな成分が体のどこに吸収されて、どういう仕組みで効くのか、西洋薬のように明快ではなかったから、「漢方は非科学的」とも批判されたのだ。

しかし近年、漢方薬が生体の持つ防御機能をどうやって最大限に活用しているのか、メカニズムの一端がわかってきた。大きな柱は、免疫細胞を活性化して免疫力を高める免疫賦活作用と、細胞を酸化させて傷つける活性酸素を抑える抗酸化作用にあった。

私たちの研究では、漢方薬は腸内細菌を変化させることによって、生体の遺伝子をコントロールしていることが明らかになった。大腸のインターフェロンの産生細胞を刺激していたのである。従来、免疫組織は小腸であって大腸は考えられていなかったのだが、大腸にも免疫機能を持つ新しい細胞が見つかったのだ。

インターフェロンはウイルス増殖を阻止したり細胞増殖を抑制したりする、免疫系でも重要な物質である。肝炎やがんなどの治療薬としても使われているが、外部から投与すると副作用も発生する。体の中で自前のインターフェロンが副作用なく作り出せるのも、漢方薬ならではの特徴なのだ。

昔から漢方では「脾胃《ひい》（胃腸機能）を建て直す」といって、小建中湯《しょうけんちゅうとう》などが用いられてきた。この場合の「中」は胃腸機能を表わしているのだが、人間に共生する腸内細菌との関係が明らかになってきたのである。

どのようにして腸内細菌をコントロールしているのか

腸は人体最大の臓器である。皮膚が人体最大の器官といわれることがあるけれども、腸には絨毛《じゅうもう》というひだがあり、さらに微絨毛という細かいひだがある。それを全部広げると、テニスコートよりも広くなる。また全リンパ球の六〇%を有する最大の免疫組織であるとともに、微小血管の五五%が存在する最大の末梢血管組織であり、末梢神経のおよそ半分が集まる最大の末梢神経組織なのだ。

そんな腸内には細菌が一〇〇兆個存在するとされている。人体の細胞数が、筋肉も内臓も脳も含めて六〇兆個だからそれよりもはるかに多い細菌が、腸の中にすみ着いているのである。

ところで、皆さんの便は何でできているかご存じだろうか？　食物繊維など食べものの残渣《ざんさ》ももちろんある。だが、その大部分は腸内細菌の生菌、死菌が占めているのだ。しかもこの細菌たちは、人体と共生関係にある。

共生関係とは、お互いに利益を与え合う関係ということだ。たとえばマメ科の植物の根には根粒《こんりゅう》といって小さなコブがたくさんついている。このコブには根粒菌がたくさんいて、宿主である植物から炭水化物をもらって、逆に窒素を提供している。

これと同じように、人間は腸内細菌のすみ着く環境を用意する。その代わり細菌は、食べ物の消化吸収を助けたり、ビタミン、ホルモンの生成に関わったり、免疫力を高めたりといった働きをしているのだ。つまり腸内細菌は、人間の健康維持や老化防止に大きく関わっているのである。

では漢方薬は、どうやって腸内細菌をコントロールするのだろうか。漢方薬の成分は分子量の大きさで三つに大別できる。

ひとつは低分子成分と呼ばれる分子量の小さな成分で、そのままの形で吸収される。血中濃度のピークは一時間以内に迎え、八時間でほぼ血中から消滅する。

「漢方薬は即効性がない」といわれることがあるが大嘘である。たとえば小青竜湯《しょうせいりゅうとう》は花粉症の症状に対して短時間で効く。これは麻黄に含まれるエフェドリンという低分子成分がすぐに吸収されて、効果を現わすからだ。

二番目は配糖体と呼ばれる成分である。これらは分子の一部に糖が結びついているので胃酸に分解されにくい。腸に達してから細菌の働きで糖成分がはずされて吸収される。そのため、血中濃度のピークは六〜一二時間後である。

生体内で代謝作用を受けて活性化し、効力を現わす薬をプロドラッグといい、最先端の医薬品のジャンルだが、いわば天然のプロドラッグがこの配糖体成分だ。

甘草のグリチルリチンはこの代表例で、腸内細菌の持つグルクロニダーゼという酵素によってグリチルレチン酸に代謝され、ようやく吸収される。だから抗生物質によって腸内細菌がダメージを受けると、血中濃度も影響される。

ちなみに、二〇〇三年ごろに中国などで発生し話題となったSARS（サーズ／重症急性呼吸器症候群）の原因であるウイルス（コロナウイルスの一種）に対して、ドイツの研究者がグリチルリチンが効果的であるとの研究を発表したことも有名である。

三番目が多糖体と呼ばれる成分だ。キノコ類に含まれ、健康食品で珍重されているβグルカンもこの仲間である。分子量が一〇〇万に達することもあるものだが、どのように生体に作用するのかは謎だ。しかし免疫を活性化するには欠かせない成分である。これらの糖成分が腸内細菌の栄養源となり、腸内細菌の組成が変化することが分かってきた。

漢方薬の抗酸化作用

免疫賦活作用と並ぶ漢方薬の特徴が抗酸化作用である。

抗酸化作用は以前から「動脈硬化予防に重要」といわれてきた。動脈の内側に粥《かゆ》状のものが溜まるアテローム性動脈硬化は、心筋梗塞・狭心症といった虚血性心疾患の引き金だが、この活性酸素との関係が深い。

人間に限らず動物は、呼吸して酸素によってエネルギーを作り出しているのだが、その過程でも活性酸素は発生している。ところがこの活性酸素は細胞を酸化させて傷つけ、老化させてしまう。いわば細胞を「錆《さ》びつかせる」のである。

生命を維持する上で、呼吸は避けられないことだから活性酸素を無毒化する仕組みもある。しかし、過剰に発生すると細胞の損傷が大きくなる。動脈硬化を促進し、細胞の老化やがん化の一因ともなるやっかいな存在なのだ。

活性酸素を過剰に生じさせる原因には、喫煙、大気汚染、紫外線、ストレスなどが挙げられるから、現代人は厳しい環境に暮らしていることになる。

このやっかいな活性酸素を抑える力、抗酸化力を表わす指標として、アメリカで使われるようになった数値がORAC（オラック）値だ。一日に四〇〇〇〜五〇〇〇ほど摂ることが推奨されている。これは野菜で三五〇グラム（うち緑黄色野菜で一二〇グラム）に相当する量だが、次ページの表にも示すように、漢方薬のORAC値は一日の服用分で軽くまかなえてしまうくらい高い。強力な抗酸化作用を持っているのである。

活性酸素による酸化は、脳変性疾患や脳内老化にも関係しており、ここでも抗酸化力の高い漢方薬に期待がかかる。

漢方薬の抗酸化作用が生体内でどういう影響を与えているかという、証明はまだできていないが、漢方薬によって動脈硬化は予防につながるというデータはたくさんあり、桂枝《けいし》茯苓丸《ぶくりようがん》などいくつかは、効果がはっきりと認められている。

漢方薬が働く仕組みは、ようやく少しずつ解き明かされている段階だ。

「漢方は非科学なのではなくて、未科学」というのが、われわれ漢方医の常套句《じようとう》だが、

漢方薬のORAC値 トップ15　（単位：μ mol TE/g）

漢方薬名	エキス原末1g当たり	エキス製剤1g当たり	エキス製剤1日当たり
通導散《つうどうさん》	1314.06	788.44	5913.27
大承気湯《だいじょうきとう》	1825.25	730.10	5475.76
麻子仁丸《ましにんがん》	2387.72	716.32	5372.37
大黄甘草湯《だいおうかんぞうとう》	2919.12	583.82	4378.69
当帰飲子《とうきいんし》	867.44	578.29	4337.19
大柴胡湯去大黄《だいさいことうきょだいおう》	759.70	481.14	4330.30
潤腸湯《じゅんちょうとう》	855.02	570.01	4275.11
荊芥連翹湯《けいがいれんぎょうとう》	930.5	558.30	4187.25
柴胡清肝湯《さいこせいかんとう》	879.31	556.90	4176.74
葛根加朮附湯《かっこんかじゅつぶとう》	802.34	513.50	3851.23
竹茹温胆湯《ちくじょうんたんとう》	672.94	493.49	3701.18
葛根湯加川芎辛夷《かっこんとうかせんきゅうしんい》	920.78	491.08	3683.11
三黄瀉心湯《さんおうしゃしんとう》	2100.18	490.04	3675.31
防風通聖散《ぼうふうつうしょうさん》	798.67	479.20	3594.02
清上防風湯《せいじょうぼうふうとう》	753.58	477.27	3579.52

ORAC（Oxygen Radical Absorbance Capacity）値とは、食べ物などに含まれる活性酸素吸収能力を数値化した値。私たちが呼吸をすると、取り込まれた酸素の数％が活性酸素に変化する。この活性酸素は細胞を傷つけ、老化、癌、動脈硬化、その他多くの疾患をもたらす重要な原因となるため、これを抑える「抗酸化作用」を示すものとしてORAC値が注目されている。

二〇〇〇年も前から、腸内細菌を利用してきた人類の知恵に驚くほかはない。

第3章 漢方の歴史

——日本文化としての漢方

漢方が中国のものだと思ったら大間違い

序章でも触れたように、「漢方」のルーツは古代中国だが、日本独自に発達した医学である。東アジアにおける古代中国は、ヨーロッパにおけるラテンのような存在と考えるとわかりやすい。さかのぼれば源流にたどり着くのだが、途中で分岐した流れは、時を経て別のものとなっているのだ。

東アジアの人々の顔つきが西洋人からは区別しにくいように、日本の漢方も中国の中医学も、韓国の韓医学も、西洋医学の体系から見ると似通って見えるかもしれない。だが、それぞれにまったく違う体系を持つ、別なものなのである。

日本の伝統医学は中国の否定から始まっている。なぜ、中国から離れたかといえば、起源においては非常に実践的だった古代中国の医学が、時代が下るとともにどんどん観念的になっていったからだ。

一八〇〇年前に書かれた中国の医書『金匱要略《きんきようりやく》』『傷寒論《しょうかんろん》』は、シンプルな指示書だった。たとえば「熱が出て、汗が出ないときにはこの薬がいい」「熱とともに汗が出て、こんな状態だったらこの薬がいい」などときわめて具体的に記されていて、実際に効果がある。

ところが効果があるとなると「なぜこの薬が効くのか」「なぜこの病気が治ったのか」を探って、さまざまな理論で肉付けしたくなるのが人間の性《さが》である。文明国であればあるほど、その弊に陥《おちい》りやすい。中国では肉付けしていく中で、古代の自然哲学である五行説などが取り込まれて、観念的で頭でっかちなものになっていったのである。

分析的な自然科学が発達していない時代であり、目の前の現実よりも頭で考えた理論を優先してしまった。しかも時代とともに五行説自体がまったく変わってくるのに、それを絶対視して臓器を無理に当てはめるなどして理論を構築するものだから、ますます観念的になっていった。

これに対して日本では、抽象的な理論よりも実学を重視したのだった。

実学としての漢方医学

江戸時代前期、医療の世界に先立って、儒教の古義学という学問が隆盛になった。儒者の伊藤仁斎《いとうじんさい》を中心に「教典解釈による難解な理屈をありがたがるのはやめて、原典に戻って実証主義的に研究しよう」という考え方が盛んになったのだ。

医療にも一大ムーブメントが起きた。「観念論を排して、シンプルな『傷寒論』の時代に戻ろう」ということになり、実学としての漢方医学が追究されるようになったのである。

こうした理論よりも実学、実効を重視する医術は、古典への回帰を説いたことから「古《こ》医方《いほう》」といい、そのグループは「古方派《こほう》」と呼ばれる。文字で見ると守旧派のようだが実証主義であり、理論を優先する「後世派《ごせい》」に対する批判として始まったのだ。

そのため、日本の漢方には大げさな理論がない。「こんな場合には、こうした薬がいい」というだけで、抽象的で難解な理屈がないのである。「医療は医師のものではなく、患者のためにある」という原点に立ち返ったものともいえるだろう。

実学志向は古くからの日本の特徴だ。平安中期に書かれた日本最古の医書『医心方《いしんほう》』は、隋や唐の時代の医書『諸病源候論《しょびょうげんこうろん》』『千金要方《せんきんようほう》』などを引用したものだが、膨大な原典から取捨選択し、抽象的な理論は削って、実務的な部分を活かしたものになっている。

こうした伝統が、江戸時代に実効や実証を重視しつつ発展する。さまざまな知見が蓄積されて、現代の漢方医学の基礎になったのだ。

今、漢方では証はおよそ八〇に分類され、医療用の漢方薬は一四七種が使われている。ある意味ではもの足りない面もあるのだが、シンプルでわかりやすく、現実に即している点は漢方の大きな特徴だ。

一方、中医学の証は約三〇〇〇もある。緻密《ちみつ》に理論を組み立てて証を診断し、生薬をひとりひとりに合わせて処方する、漢方以上のオーダーメード医療なのだが、医師の技量によって医療の質のばらつきもきわめて大きく、問題になっているのである。

漢方を生んだ日本の実証主義

中国の影響を脱して、現代につながる漢方の祖となったのが江戸時代中期の医師、吉益《よします》東洞《とうどう》である。

彼を見いだしたのは、日本で最初に人体解剖を行ない、図録『蔵志《ぞうし》』を出したことで知られる山脇東洋《やまわきとうよう》だ。東洋は漢方医ながら、陰陽五行説に強引に人間の臓器を当てはめたような旧来の常識をあやしんで、人体解剖によって人体の構造を確かめた。有名な杉田玄白《すぎたげんぱく》の小塚原《こづかっぱら》刑場での腑分《ふわ》けにさかのぼること一七年、一七五四年のことだった。

山脇東洋も吉益東洞も、実証を重んじる古方派の漢方医である。吉益東洞は解剖には批判的だったとも伝えられるが、空疎な理論で固められた旧来の医術への疑問や辟易《へきえき》した感覚を、おそらく持っていたと思われる。

吉益東洞は「親試《しんし》実験」という言葉で、実際に試してみることを強く勧めている。「理論をいくら述べ立てても仕方がない、実際に試してみないとわからないではないか」と唱えたのである。中国で重視された脈診よりも、腹診を重視して体系化したのが彼だった。

中国では儒教の影響で、直接体に触れることを避けたために腹診は廃《すた》れている。高貴な人を診察する場合、糸を介して脈を取る「糸診」も行なわれたというが、本当に脈が取れたとは思いがたい。最近では中国も腹診に関心を持っているそうだが、腹診は漢方の特色であり、日本の漢方が、実証的な態度を尊重したことの証拠ともいえるだろう。

古方派の発展期は江戸時代中期、徳川吉宗《よしむね》・家重《いえしげ》の時代である。山脇東洋『蔵志』に影響を受けた前野《まえの》良沢《りょうたく》や杉田玄白たちが腑分けを行ない、オランダの医書を翻訳して一七七四年に『解体新書』を刊行したり、平賀《ひらが》源内《げんない》が奇才を発揮したりしていたころだ。

現代では、古い漢方に代わって蘭方が台頭し、西洋の近代医学の導入へ緒についた時代のように思われているが、同時期に漢方は日本独自の発達を遂げて、世界でも最高水準の医学へと到達していたのである。

一八〇四年、世界で初めて全身麻酔による手術を成功させた華岡青洲《はなおかせいしゅう》は、吉益東洞の弟子筋に当たる漢方医だが、オランダ流の外科技術も学んだ漢蘭折衷派の医師だった。全身麻酔を行ないながら、麻酔から早く覚めるための漢方薬や、術後の治りを早めるための漢方薬も研究して使っている。古方派の実証主義的な考え方は、蘭学とも重なるところがあるため、こうした折衷へと進む一派もあったのだ。

当時の江戸が、世界最先端の都市だったことはご存じかと思う。一〇〇万人が生活する世界最大の人口を持ち、上下水道を整備したり、糞尿を回収して肥料にするシステムを作り上げたりしていた、世界でもっとも清潔な都市だった。

同じ時期、ロンドンやパリでは二階の窓から道路に糞尿を捨てていたのである。江戸から見れば、とんでもなく野蛮な生活様式としかいいようがない。十八世紀の日本は、世界的に見ても文化レベルが高かったのである。

世界最高水準の医学を捨て去った明治政府

江戸時代、内科的な治療では日本の漢方が非常に高い水準にあったことは間違いない。ただ、解剖学や外科学では遅れをとっていたために、蘭方が輝いて見えたのだろう。『解体新書』が刊行された一七七四年ごろから漢方の衰退が始まるのである。

十九世紀に入ると、天然痘《てんねんとう》の予防法である種痘や、消毒法による外科的な治療技術などが急速に進み、日本にも伝えられた。ことに幕末以降、西洋医学万能の風潮が定着していく。東京大学医学部の前身は、天然痘の予防を目的に設立されたお玉《たま》ケ《が》池《いけ》種痘所である。

明治になって、富国強兵・脱亜入欧政策をとる政府が医制を敷いたとき、漢方は採り入れられなかった。一八七三（明治六）年、内務省令の「医術開業試験規則および医師免証規則」が出て、漢方医は医師として認められなくなったのである。

翌一八七四（明治七）年、医制が敷かれて西洋七科（理科・化学・解剖・生理・病理・薬剤・内外科）を学ばなければ、医師にはなれないと法律で定められ、翌年からは医師資格試験が実施される。

これに対して、長く日本の医療を支えてきた漢方医の団体は、さまざまな抵抗運動や政府への働きかけを行ない、帝国議会が始まると請願を繰り返したが認められなかった。

一八九五（明治二十八）年の第八回議会で、漢方を開業試験科目に加えることが最終的に否決され、さらに指導者の相次ぐ逝去《せいきょ》に伴って、一九〇二（明治三十五）年には漢方医存続運動は終焉《しゅうえん》を迎えてしまう。漢方が禁止されたわけではなかったが、漢方を使う医師は減り、衰退の一途をたどった。

明治政府は、長い伝統を持った自国の医学である漢方を捨ててしまったのだった。

ただ、ものごとには両面があり、西洋医学を修めることが医師の条件になったことで、やがて現代医学に携《たずさ》わる医師が伝統医学も扱えるという日本型医療の特色につながっていくのだが、明治期以降、漢方は表舞台から追いやられて衰退する。復活の兆《きざ》しは昭和まで待たなくてはならなかった。

以前、ヨーロッパでドイツやオランダの医師と話したときに、「江戸時代の日本の医療は世界の最高水準にあったではないか。なぜ自分たちの医療を捨て去るようなことをしたのか」と問われたことがある。

十九世紀以降、感染症や手術の必要な病気、ケガなど、西洋医学が得意とする分野が急速に発展したために、その華々しさに目がくらんだ面はあっただろう。産業革命以降の世界史は、たしかに欧米列強の論理で動いてきた。医療や科学技術だけでなく、宗教を含めて、彼らの考える「普遍化」が推し進められてきたわけだが、日本は自らの手で世界最高水準の医療を捨て去ったことは、否定できない。

日本人のメンタリティとして欧米のものは優れているという固定観念があることは、残念ながら否めないだろう。日本人の発明が国内では認められず、海外で評価されて逆輸入される例は決して珍しい話ではない。

西洋医学も万能ではないことが明らかになってきた今、日本の漢方は私たちが誇るべき、現代に通用する医療だと認識していただきたいと思う。

中国伝統医学と日本の漢方の違い

長い時間をかけて日本化され、独自に発展してきた漢方と、現代の中国伝統医学である中医学の違いはどこにあるのだろうか。気候風土や民族性の違いを反映して、大きく異なっているのは以下の三点とされる。

1．生薬の量

中国と日本では、一日分の薬の量に大きな違いがあることが指摘されている。中国では日本の五〜一〇倍近い量を用いるのだ。この傾向は最近のことではなく、江戸時代中期に書かれた貝原益軒の『養生訓』にもその記述がある。

なぜこれだけ違うのか。まず考えられるのは生薬資源の供給の問題だ。中国医学を源流とするがゆえに、用いられる薬物の多くは中国に自生している植物を原料としている。日本で育つものもあるけれども、大半を輸入に頼らなくてはならないために、使用量を減らして「刻み生薬」という形になった。

これは生薬を小さい断片に刻んで、煎じたときの抽出効率を上げようというものだ。この方法で、少なくとも日本人に対しては、日本の標準量を用いて十分に治療効果を上げることが可能である。

貝原益軒はこの供給の事情に加えて、中国人の体が日本人よりも頑健であること、さらには日本の医師は中国の医師に比べて腕が悪いので、間違った診断で大量の薬を出すと取り返しのつかない失敗を招きかねない、少しずつ出せば安全だからと述べている。皮肉なのか謙遜なのか、本当のところはどうだったのだろうか。

2. 生薬と方剤

中医学は症例に応じて、生薬を随意に組み合わせることを原則としているが、漢方では複数の生薬を、一定のレシピで組み合わせて作る方剤を使うのが原則である。たとえば葛根湯《かっこんとう》であれば、葛根・麻黄《まおう》・桂枝《けいし》・芍薬《しゃくやく》・生姜《しょうきょう》・大棗《たいそう》・甘草《かんぞう》の配合量が決まっている。

また方剤は、構成する生薬の薬効の総和ではなく、それ自体、ひとつの性格を持った単位として見るべきものだ。というのも生薬には「単行《たんこう》」と呼ばれる単独での働きのほか、二つの生薬が互いに効果を高め合う「相須《そうしゅ》」、二つとも毒性が強い場合に打ち消し合う「相悪《そうお》」など七つの作用パターンがあるとされ、六種、七種と生薬を配合すると、その相互作用は天文学的な組み合わせになる。

長い歴史の中で無数の方剤が作られては消え、多くの試行錯誤を経て、優れた方剤だけが残って今日に至っている。現在、日本の日常医療で使われている漢方薬は、この方剤を煎じた液を粉末乾燥させたエキス剤である。

3. 脈診と腹診

脈診も腹診も、古代中国で開発された優れた診断法である。しかし、先にも触れたように中国では儒教の影響もあって腹診はいつしか行なわれなくなった。

これに対し、日本では江戸時代に腹診がきわめて重要な診断法と考えられてきた。もともと治療目的でお腹を押したり揉《も》んだりする「按腹《あんぷく》」が行なわれていたという記載が、室町時代の書物に記載されている。おそらくさまざまなお腹の感触があることが経験知として蓄積され、分類されて診断法になったと考えられる。

腹診を重視し現代につながる形に体系化したのは十八世紀半ばの吉益東洞だが、それ以前から日本では腹診が重視されていたようだ。

慶應義塾大学医学部図書館には、十七世紀初頭に描かれたとされる、曲直瀬道三《まなせどうさん》の漢方の流れを汲《く》む腹診書である『百腹図説』が所蔵されている。この書物では、腹診の図にきれいな彩色が施《ほどこ》され、腹診によるどんな所見のときに、どんな方剤を用いればいいかという記載がある。

シンプルで実用的な漢方の証

序章でも触れたように、今、ＷＨＯでは、ＩＣＤ（国際疾病分類）の中に漢方や中医学など、東アジアの伝統医学よる診断名を入れようとして作業中だ。

少し詳しく述べると、東アジア伝統医学の診断名は、伝統医学病名と「証」の二つから成る。伝統医学病名は病気の側からの見方であり、西洋医学の病名と共通するものも多い。ただ、多くは体に現われた症状を重視したもので、西洋医学のような病理学的な概念は希薄である。伝統医学ではあくまでも体全体を診ることが重要であり、各臓器や器官はつながりを持ち、部分には分けられないという考え方なのだ。

もうひとつの「証」は、個人の体質や病気に対する反応を重視した「人間の分類」ともいうべきもので、西洋医学にはまったく存在しない概念だ。

日本では抽象的な理論を排除してきた歴史があり、漢方での証が約八〇であるのに対し、中国は約三〇〇〇もある。

私はＩＣＤの分類作業に関わってきたのだが、こんな経験がある。ジュネーブで上海中医大学の教授と、スライドを見ながら、証の分類をしていたときのことだ。スライドを見ただけでは、その教授も証がわからないので驚いた。付加された説明を読んで「そうか。ではこちらに」という調子で、経験豊富な医師でも分類は容易ではないのである。

日本の基準では約八〇なので、一〇〇人いれば、平均してそれぞれの証に一人入るかどうかというところだが、中国では三〇〇〇人集めないと一人も当てはまらない証が出てくる。しかもその三〇〇〇では足りないという人もいるぐらい非常に複雑でわかりにくい。

そもそも中国が国家基準として証を統一したのは一九九五年のことで、医療の現場ではほとんど使われていない。統一以前は広い国土の中で、さまざまな理論が乱立していたのだった。

日本の漢方には理論がないという批判もあるけれども、よほど実学であり実務的だ。現代の中医学と漢方もまた、長年の伝統を反映しているといえるだろう。

衰退から復活へ――漢方復興の立役者たち

欧米列強に一刻も早く追いつきたい明治政府によって捨て去られ、片隅に追いやられていた漢方に見直しの機運が出てくるのは、大正期から昭和にかけてからである。

中山忠直《なかやまただなお》という警世家が、『漢方医学の新研究』という本を出して、漢方の見直しを呼びかけたことがきっかけだった。昭和二年に刊行されたこの本で、科学の名の下に分析、細分化を進める弊害を述べ、西洋医学が万能ではないことを指摘した上で、漢方医学と西洋医学の統合を提唱している。現代にそのまま通用する指摘である。

また「西洋医学で外科の輸入はよかったけれども、内科の輸入は愚策だった」などと、歯に衣着《きぬ》せず述べて、『漢方医学の新研究』は昭和初期のベストセラーとなった。

医師では和田啓十郎《わだけいじゅうろう》、湯本求真《ゆもときゅうしん》、大塚敬節《よしのり》といった人々が、復活に向けて尽力している。

一八七二(明治五)年生まれの和田啓十郎は、野口英世《のぐちひでよ》が学んだことで知られる済生学舎に入学、西洋医学を学んで医者になった。幼いころ難病にかかった姉を、みすぼらしい身なりの漢方医が全快させたことから、将来医者になったら漢方医学を勉強しようと念願したとも、学生時代に古本屋の店頭で、吉益東洞の『医事或問《わくもん》』を読んで漢方のよさを再認識し、漢方を一生の研究にしようとしたともいわれている。

漢方医学を診療に用いるとともに研究を重ね、一九一〇(明治四十三)年に二〇年来の研究と経験をまとめて自費出版したのが『医界之鉄椎《いかいのてっつい》』だった。壊滅に瀕していた漢方をよみがえらせようとして書かれたこの本は、大きな反響を呼び、実践する医師も増えた。

その一人が、すでに開業していた湯本求真である。

西洋医学を学んだ求真が郷里の石川県で開業してしばらくしたころ、疫痢《えきり》によって長女・祖父・祖母を相次いで失い、数多くの村民を治療の甲斐なく亡くしていた。疫痢とは、今でいうロタウイルスなどによる流行の下痢症で、重症型のため当時は多くの人の命を奪っていたのである。

最新、最善であるはずの西洋医学で全力を尽くしたにもかかわらず、命を救うことができなかったことから西洋医学に疑問を持った求真は、和田啓十郎と書簡のやりとりをしながら漢方を学ぶ。石川県七尾《ななお》で「和漢洋医術折衷診療院」を開業した後、東京に出て研究を続け、漢方復活に大きな足跡を残すのだ。

湯本求真の著書『皇漢医学』一〜三巻は、一九二七（昭和二）年から翌年にかけて刊行され、漢方医学の復興と存続に重要な役割を果たした。現在も東洋医学のテキストとして使われている優れた著作である。中国、韓国でも翻訳されており、ことに第二次世界大戦前の中国（中華民国）では、東洋医学が非科学的だとして禁止されそうになったとき、翻訳された『皇漢医学』によって、伝統医学の重要性が認められ、禁止を免れたとも伝えられている。

その湯本求真に師事し、漢方復権に尽力したのが大塚敬節だった。高知で家業の医院を継いでいた敬節が漢方に傾倒したきっかけは、中山忠直の『漢方医学の新研究』を読んだことだった。敬節は高知の医院を閉院、上京して湯本求真に入門する。

一年後には東京で漢方医院を開設して研究、研鑽《けんさん》を重ね、一九三四（昭和九）年に日本漢方医学会を創立、一九五〇（昭和二十五）年、漢方医の学術団体である日本東洋医学会を創立するなど、戦前戦後を通じて漢方の復興を主導していく。現代医療と両立する漢方の研究と普及に奮闘し、多くの弟子を育てた復興の立役者だ。

日本では九〇％の医師が漢方を処方している

こうした先人たちの努力があって、漢方復活ののろしが上がる。

折しも一九六〇年代には、つわり防止のために飲んだサリドマイドの副作用で手足が発育不全の子どもが生まれる薬害事件が発生し、薬の副作用に対する反省の機運が高まった。医療が高度化するとともに細分化が進み「医師は患者の顔を見ないで検査データを見ている」などと、患者さんの不満も出てきた。さらに不定愁訴に対して、西洋医学がうまく対応できないこともあって、漢方の復活は勢いづく。

一九六七年には、四種類だけであったが、最初の医療用の漢方製剤が発売され、保険はそのときから適用されている。このとき初めて登場したのが、医療用のエキス製剤だった。顆粒で袋に入っており、お湯に溶かして飲むものだ。本来の漢方薬はいわゆる「煎じ薬」なので、患者さんは服用の度に煎じる必要があったのだが、その手間がない。患者さんにとって便利だし、医師にとっても扱いやすいので普及も進んだ。

一九七六年に医療用の漢方製剤に健康保険が適用になった段階で四〇種に増え、現在では一四七種が医療用漢方エキス製剤として健康保険で使えるようになっている。

二〇一一年十一月に発表された日本漢方生薬製剤協会による調査では、八九％の医師が漢方を処方していた。三年前の同調査では、八三・五％だったから、着実に増加している。かぜや便秘、不定愁訴、こむらがえりなどに使うという回答が多く、一部の疾患では漢方薬が第一選択と答えた医師が五九％いた。

一方、漢方薬にはエビデンスが不足していると考える医師は、三年前より五％減って三四・八％となった。エビデンスの集積を期待する声は多く、学会などでの報告が期待されている。そのほかさまざまな指標で、医療現場の医師たちの漢方に対する評価は上がっている。

日ごろから漢方薬を使っている私たちは「漢方薬がこの病気に効いた」といわれて意外に思うことはないけれども、一般の人には、意外だったり驚いたりすることも多いようだ。先に挙げたかぜの治療は漢方の得意分野で、処方する医師が増えている。ピンポイントで悪い部分を治すより、全身を診て生体防御機能を高めたほうが治りがいいことが広く知られてきたからだ。

医学部生に対する教育

二〇〇一年、文部科学省の作成した「医学教育モデル・コア・カリキュラム」には、医学生が漢方を学ぶことが織り込まれた。

このカリキュラムが導入された背景には、専門分野が細分化して、特定の臓器しか診られない医者が増えてしまったことがあった。専門家の存在はもちろん必要だが、超高齢社会を迎えた今では、従来型の専門医ばかりでは、患者さんには対処できなくなっている。

何度か述べたように、高齢者はいくつもの病気を抱えていることが多いし、病気とまではいかないまでも、さまざまな不調を感じている。だからこそ今は、臓器ではなくて体全体を診ることができる医者が必要とされているわけだ。極端にいえば、「治せる医者」より、「病気とうまくつき合うことを教えてくれる医者」が必要とされているのである。

いわば「昔ながらの医者」が見直されてきているのだが、残念ながら、日本の医学界はそのような医者を育ててこなかった。専門分野の医師ばかり育てる制度でやってきたからである。

ようやく「それではいけない」と考えられるようになって、プライマリ・ケア（日常的に起こる症状を診ること）ができる医者を育てようという制度改革が始まったのだ。

その一環が「医学教育モデル・コア・カリキュラム」だ。プライマリ・ケアでは漢方薬は欠かせないので、漢方が盛り込まれたのである。かぜ、腹痛、頭痛など「コモン・ディジーズ（ありふれた疾患）」の三〇疾患を診られれば、医療の八割はカバーできるともいわれている。この三〇疾患の中には、漢方で解決できるものが非常に多いのだ。

漢方教育の具体例を挙げると、慶應義塾大学の場合、医学生はまず三年生で漢方薬の薬理学を学ぶ。たとえば「十全大補湯《じゅうぜんだいほとう》は腸の遺伝子を調整して、インターフェロンという物質を出すので効く」などと、漢方薬はどんなメカニズムで効くのかを学ぶ。学生たちも最初は「何だかあやしい」と思っているようだが、メカニズムを具体的に示すと興味が湧《わ》いて飛びついてくる。

四年生では漢方医学的な診断ができるように、漢方に独特の診察などを学ぶ。必修の授業のほかに自主学習があり、四カ月間、漢方に関する研究をみっちり行なう。五年生からは臨床実習で、漢方は選択だ。

ただ漢方の授業は、医学部六年間で全授業が四〇〇〇コマ以上のうち、二〇コマにすぎない。学生はこの六年間で覚えることが膨大にあるので、卒後教育が大事になる。慶應義塾大学では漢方医学センターが、その役割のひとつとして卒後教育を担っている。

慶應に限らず、今、全国の大学病院のおよそ九〇％以上に漢方外来が設置されている。

コア・カリキュラムに漢方医学が盛り込まれたことがきっかけだが、西洋医学だけでは十分に対処できない複合的な病気や症状に、漢方の視点でアプローチが可能になった。なかなか診断がつかない病気や、慢性的な症状に悩んでいる患者さんは、一度、漢方外来での受診をお勧めしたい。

医療の世界は、アメリカの後追いだった

私が研修医の時代は、とにかく英語の論文を読まないと教授たちが許さなかった。何か新しいことをいうと「それはアメリカの論文にあるのか。ないじゃないか」と否定されるのだ。ところがアメリカで論文が出ると「やっぱりおまえのいっていたことは正しかった」となる。二番煎じを好むのだ。

医療の社会は、すべてアメリカの後追いをしてきたといっても過言ではない。私は、そんな風潮に対して非常に疑問を感じる一方で、アメリカと同じ土俵にいる限り、局面ではリードすることがあっても、結局は後塵《こうじん》を拝し続けるのだろうかと沈鬱な気持ちにもなった。内科医としてアメリカに留学して研究生活をしていたときも、その念はなかなか拭《ぬぐ》え

なかった。

「アメリカが何だ。日本人の気概を見せてやるぞ」という気持ちは持ちながらも、医療の世界で日本でなければできないことはあるのだろうか、ただ英語で論文を書いているだけではないのかと思ったことも否定できない。

日本の医学は素晴らしい、独自の強みを持っていると思い始めたのは、アメリカのミネソタ大学からグレゴリー・プロトニコフ助教授が、漢方を学ぶために慶應に来てからだった。二〇〇三年から五年間、彼は毎日のように「漢方は素晴らしい。日本は世界に教えなければいけない」といってくれたのである。

私にも白人コンプレックスがあったので、最初はお世辞だろう、おだててくれているんだろうくらいに思っていた。しかし、落ち着いてよくよく考えてみると、アメリカは二〇〇年ばかりの歴史しかない。近代化の中で、時流にあった国の仕組みを作ってきたのはすごいことだが、日本は法隆寺の時代から医者も薬師《くすし》もいて、文化を積み上げてきたのだ。そう思い始めたのだ。

漢方医学も、日本の長い歴史の中で積み上げ、磨かれてきた。西洋医学とは違う体系を持ち、現代にこそ力を発揮できる実践的な医学だと、あらためて気づいたのだった。

日本人であることに誇りが持てる社会のために

現在、漢方を専門としている私は、もともとは糖尿病を専門とする内科医だった。医学部に進んだときから漢方医を目指していたのだが、恩師である大塚恭男《おおつかやすお》に「漢方医学をやるならまず西洋医学をしっかり学べ」といわれて内分泌内科に進んだ。恩師の門を叩いてから弟子入りを許されるまで一七年を要したが、その間、西洋医学の研鑽を積んだことは非常に役に立っている。

私にとって漢方とは、自分の思いを実現するツールだと考えている。

私の思いとは「子どもたちの世代が、日本人であることに誇りを持つ社会になってほしい」ということだ。漢方はそのためのツール、切り口として、私のできることに力を尽くしたいと思っているのだ。

否応《いやおう》もなく社会はグローバル化していく。その中で、世界と肩を並べて活躍するためには、日本人の誇りを取り戻して、自信を持つことが必須になる。「自分たちはたいしたことなない」「海外にはかなわない」と思っていては、最初から負けていることになる。

なによりも、誰からも敬意を受けることができなくなる。そうはなってほしくないから、漢方を通じて日本という国の特質を国内外に伝えたい、広めたいと思っているのだ。

医療分野は、病気を治し健康を守るという世界共通の目的があるから、優れているものは受け入れられやすいはずだ。漢方は西洋医学とは違う体系を持つだけに、エビデンスが認められにくいなどの苦労もあるけれども、遠からずその長所が認められると信じている。

漢方に限らず、医療現場を見渡してみると、日本には誇れるものがいくつもある。

今や世界の医療現場で当たり前のように使われている内視鏡（胃カメラ）を発明したのは、東大病院の若い外科医だった宇治達郎《うじたつお》氏と、オリンパス光学工業（現・オリンパス）の技術者・杉浦睦夫《すぎうらむつお》氏と深海正治《ふかうみまさはる》氏だった。戦後の混乱期で、食料も十分ではなかった一九五〇（昭和二十五）年のことだ。

胃カメラの登場が、日本人の胃がんによる死亡率が低下した大きな理由のひとつである。胃がんの早期発見、早期治療が可能になったのだ。またこの発明が、消化管疾患の研究で日本が世界の最先端となるきっかけになり、さらに今や体のさまざまな部分に使われる内視鏡に先鞭をつけて、医療の世界に大きく貢献しているのである。

「心エコー」「腹部エコー」で知られる超音波エコー画像診断装置の発明も日本人だった。超音波による画像診断の長所は、患者さんに苦痛を与えることなく、手軽に検査できることだ。放射線を使わず被曝の心配もないので、産科では独壇場だ。

この装置の発明は一九五二（昭和二十八）年、順天堂医科大学（現・順天堂大学）外科に入局して数年目の和賀井敏夫《わがいとしお》氏によって試作品が完成している。

しかし当時は国内ではまったく注目されず、三年後にアメリカで開かれた国際音響学会に招待されてから、脚光を浴びることになった。しかもこのとき、私立大学の若手研究者には、文部省からも大学からも旅費が出なかったので、貨物船の船医になって渡米したのだという。自分たちの力を、独創性を信じられない日本人を象徴するようなエピソードだと思う。

言葉の問題もあってか、海外への発信力が弱いのは否めない。しかし国内でも、自分たちの文化の持つ素晴らしさが、しっかりと伝えられているかというと、かなりあやしい。

先述の胃カメラも超音波エコーも、NHKの『プロジェクトX』で取り上げられていたが、こうした番組で、先人たちの業績が広まっていくことは素晴らしいと思う。

日本には優れた発明や研究成果はたくさんある。とはいうものの、医療の分野での世界貢献はまだまだ十分ではなく、欧米に追従する面ばかりが目立つ。

その一方で、慶應の私の研究室には、欧米を中心に世界中から多くの医師、医学生が滞在して漢方を勉強している。世界は漢方を求めているのだ。

先進医学で争うことも一つの方向だが、他国にはない独自の医学で貢献していくことも一つの道だと思う。日本の優れたものを、次世代や次々世代に伝えていくことで、何となく元気のなくなっている日本人が、誇りを取り戻していけるはずだ。

東洋的な発想への回帰

一般に、東洋的な発想は科学的でない、論理的でないと思われがちだ。

華々しい科学技術の成果もあって、要素還元主義で分析的な発想をする西洋のほうが科学的で論理的と信じられている。

しかし「原因があって結果がある」という因果律を、教えの根本に採り入れたのは、二五〇〇年ほど前、インドにいたブッダだった。季節や天候の変化から生き物の生死まで、この世のすべてのことは、天上の書物に書いてあるわけでもなく、全能の神が決めているわけでもない、原因となっているできごとがあって、その結果であると説いたのだ。ブッダの教えは宗教のカテゴリーに入れられるけれども、きわめて科学的で論理的な態度であり、当時の最先端思想だったに違いない。

またブッダは「ものごとは常に動いている。不変なものなどない」とも説いている。実体も本質も常に流動しているという「諸行無常」の教えである。

これはきわめて東洋的な発想だ。

これに対して西洋の発想は、絶対不変の価値観や、曲げることは許されない神との契約がベースにある。真実はひとつであり、スタティック（静的）で動かないというような考え方をする傾向が強い。

たとえば医療の現場で、関節リウマチという診断がついたとしよう。患者さんも医者もずっと「自分は関節リウマチなのだ」「この患者さんは関節リウマチだ」と、バーコードでも貼ったかのように、ずっとそれにとらわれてしまう。しかしこれは西洋的な発想であって、本当は関節リウマチという疾患を患っている人間なのだ。ところが医者も、さらには患者も、人間を見ないでバーコードを見てしまう。

漢方の背景にある東洋的な発想では、ものごとは毎日刻々と移り変わると考えるから、毎日患者さんの状態は違うと、当たり前のようにとらえるのだ。

たとえば、人や動物のＤＮＡは基本的には不変である。ＤＮＡは体を作るための大もとの設計図だから、それが変わったら私たちの髪の毛や皮膚の色が毎日変わってしまうことになる（ただし、環境によってＤＮＡが傷つくことによるＤＮＡの変異〈これをエピジェネシスという〉はある）。

だが、実際に私たちの体を構成する物質、すなわちＤＮＡのデータをＲＮＡ（リボ核酸）がコピーして作られるタンパク質の多くは毎日入れ替わっている。つまり考え方によっては、「同じ人だけれども、毎日〝違う人〟になっている」といえる。

「同じ人だけれども、毎日〝違う人〟」という認識は、「行く川の流れは絶えずして、しかももとの水にあらず」という『方丈記』の一節に通じるものがある。私たち日本人には、すとんと腑に落ちるのではないだろうか。

時間の流れの中でものごとをとらえ、変化こそ常態であるとする日本文化の根底にある感覚は、東洋的な思考を基盤にしている。ところが今や目先の利益や快適さを最優先する傾向が強い。「短期間に利益の最大化を図る」ことを絶対視する社会へと向かっているようにも見える。「未来の健康のために、美味しいものをむさぼることを少しがまんする」ような日本人本来の価値観を、そろそろ思い出してもいいころだと思っている。

アメリカ型のＧＤＰ追求からブータン流のＧＮＨ向上へ

しばしば指摘されていることだが、いろいろな文化を消化して日本化することが日本人の特性だ。平城遷都一三〇〇年記念事業の委員を務めていて、それを強く思った。

万葉の昔から、仏教とともに医薬や建築などさまざまな文物が、中国から入ってきた。東大寺正倉院《しょうそういん》には数々の貴重な御物《ぎょぶつ》が納められているのはよく知られているけれども、その中には薬物もある。しかも奈良時代の薬物が、今も保存されているのである。

正倉院の薬物は、七五三年に鑑真《がんじん》和上《わじょう》が来日の際に持参されたと考えられている。中国産に限らず、西域や天竺《てんじく》などからシルクロードを経てもたらされたものや、南海路を経て運ばれものも含まれている。

当時の日本が、先進国だった中国（唐）の強い影響の下にあったことは間違いないが、文化や制度がそのまま移入されることはなかった。自分たちに合っているもの、向いているものを適宜採り入れ、時間をかけて日本化してきたのだった。それを一三〇〇年以上にわたって繰り返してきたのである。

ところがこのところ、アメリカの後追いが目に余る。とくにアメリカの市場原理主義・新自由主義の導入によって、急速に日本社会は不安定になっている。雇用不安から若い世代を中心に国民年金の納付率は下がり続け、年金制度の存続も危ぶまれている。すでに高齢社会を迎え、医療費負担も増加している。

二〇一一年十一月、ブータンのワンチュク国王がペマ王妃とともに来日したニュースに、心が洗われた思いのした人も多いのではないだろうか。若い国王夫妻が、被災地を訪れて被災者に声をかける姿が、連日、テレビで流れていた。

そのブータンでは、前国王の提唱でGNH（Gross National Happiness＝国民総幸福量）を増やそうという政策が進められている。九州ほどの面積に七〇万人が住む小さな国だが、経済力では測れない価値観を守り育てていこうというのである。経済的に豊かな国や高度な医療を持つ国で、環境が破壊され、うつ病が増えている現実に対して、それで本当に幸福なのかというアンチテーゼなのだ。

明治以降、脱亜入欧を掲げてはいたけれども、ほんの六〇年くらい前まで大多数の日本人は昔ながらの価値観を持っていた。第二次世界大戦の敗北とともに、それが流行らなくなった。東洋にありながら、アメリカの後追いに熱心で、ときに「バナナ」と揶揄《やゆ》されてきた。「外見は黄色でも中身（心）は白い」とからかわれても、巨大なGDP（国内総生産）によって自尊心を支えてきたのである。経済力にかげりが見えた今、自尊心も折れてしまうのだろうか。

私はそうは思わない。長い歴史の中で積み重ね、磨き上げてきた日本人の感覚や価値観は、数十年で消えたりはしないはずだ。ただ、私たちの時代や子どもたちの時代、生きている人間が苦しんだり、将来に悲観するようなことがあってはいけない。

早く目を覚まして、方向を変えていかなくてはならない時期なのである。

第4章 漢方と西洋医学の融合

——日本版総合医学を目指す

西洋医学と東洋医学の違いとは

西洋医学では「病気は悪いもの。打ち勝たなくてはならない」という発想をする。これに対して、東洋医学では「病気とうまくつき合う」という考え方をする。

西洋医学の源流をたどれば、ギリシャに端を発するヨーロッパの伝統医学である。ギリシャ由来の論理性を重視し、ものごとを分析的に進めていくところに大きな特徴がある。

病気の原因を追い、これを治すために戦ってきた西洋医学に対し、東洋医学の興味の対象は、病気そのものではなく、病を持つ患者であり、そこに現われた反応だった。

冒頭で触れたインフルエンザへの対処からも、その考え方の違いがわかる。

西洋医学では、熱が出たら解熱剤を飲ませて下げようとしてきた。しかし、解熱剤で無理に熱を下げることで、さまざまな問題が起きることも指摘され、最近では安直な解熱剤の使用は危険だという認識が広まっている。

二十世紀の末から用いられるようになった抗インフルエンザ薬は、耐性を持つウイルスの出現が問題になっている。ウイルスは細菌よりも変異が早く、抗インフルエンザ薬のような抗ウイルス薬に対していち早く耐性ウイルスが出現するという連鎖が起こる。

さらに抗ウイルス薬の問題点として、中途半端な感染になるために抗体が十分に産生されないことや、熱などの症状が緩和されるためにウイルスを持ったまま人ごみに出るなどして、感染を広げかねないことも指摘されている。

ウイルスを叩くという発想や、生体反応としての発熱を抑えるという西洋医学の発想に対して、東洋医学では熱は敵ではなく、生体防御のための味方であると考える。したがって熱を下げるのではなく、早く熱を上げてしまおうという発想をする。ウイルスは熱に弱いので、熱とともに体の外に追い出すことができるのだ。

かぜ薬として知られ、なじみ深い葛根湯や麻黄湯などは、体を温めることでその役割を果たすのである。

東洋では古来より、「病気とは人間に何かを教えてくれるもの」という考え方があって、今も人々の心に息づいている。そのように考えるとつらい病気に対しても異なった角度から向き合うこともできる。

一方で西洋的な発想では、テロとの戦いに見られるように、悪者や敵は打ち倒して排除しようとする。抗生物質はまさにその典型だ。また痛み止めを英語ではペイン・キラーという。痛みとは本来、体が発するSOSなのだが、つらくていやなものだから取り除こう、痛みはやっつけて殺してしまおうというのが西洋的発想なのである。

東洋医学が自然との「共生」を根底に置くのに対し、西洋医学は「征服」を目指すとも言い換えられる。つまり哲学が違う。

人間の体や病気のような複雑なものを扱うとき、西洋医学では単純な要素に分割し、それぞれを解明することで、人体や病気を理解しようという要素還元主義の立場を取る。病原菌の発見も、細分化が進む臓器別診療も、個別の要素を徹底的に理解しようとすることから発している。いわゆる「科学的」とされる姿勢であり、さまざまな科学技術が人類に大きな幸せをもたらしていることは間違いないが、一方で、医療の場ではその限界が感じられるのも事実である。

それに対して、東洋医学の源流である中国の伝統医学では、人間を複雑系として包括的にとらえようと考える。人間中心の自然観、宇宙観で一貫している。

約二〇〇〇年前の『神農本草経《しんのうほんぞうきょう》』という薬についての本には、「長く飲んでも害がないのが上薬、薬にも毒にもなるのが中薬、毒にもなるが短期間使えば非常に効果が上がるのが下薬」と記されており、生薬も人間に対する作用によって分類されている。植物・動物・鉱物といった自然誌的な分類はその下なのである。

同じ時期の『ギリシャ本草（マテリア・メディカ）』という書物では、植物・動物・鉱物といった自然誌的な客観分類が上位になっている。作用はその次であり、見事なまでに対照的である。

こうした哲学を背景に、西洋医学が「すでに起きている病気の治療を行なう」のに対して、東洋医学は「未病を治す」という、いわば予防医学を本義としている点で大きく異なっているのである。

抗生物質という分岐点

医学の歴史から見れば、大きな転機になったのは抗生物質の発見だ。病原菌を直接やっつけられるようになったのは実にこのときからで、それ以前、人間はあらゆる感染症に対して、〈東洋医学的〉な治療をしていた。つまり、病原菌を直《じか》に叩くことはできず、生体防御機能を高めることに力を注いできたのである。

一九四一年、ペニシリンの治療効果が確認されたことを手始めに抗生物質が登場するまで、西洋医学と東洋医学などそれ以外の伝統医学との間に大きな違いはなかったはずである。抗生物質の登場以前は、洋の東西を問わず、体全体のバランスを整えるとか、体の免疫力を上げるといったことが医療の中心だった。それしか方法がなかったからだ。

十九世紀後半になって、ようやく病気の原因になっている細菌がいることが証明されると、まず実用化されたのは、ワクチンや血清療法のような生体防御機構を利用して免疫をつける方法だった。病原菌そのものをターゲットに、直接排除して治せるようになるのは、二十世紀半ばに抗生物質が登場してからである。抗生物質は、病原菌に対し人間が初めて手にした「武器」だったのだ。

ご存じのように結核は、六〇年くらい前まで死病として恐れられており、日本では長く死亡原因の一位を占めていた。かつてはサナトリウムなどに入院、療養して、いい空気を吸い栄養を摂るという治療が主流だったのだ。第二次世界大戦後、日本でも抗生物質が普及して、結核菌を叩けるようになると死病ではなくなった。西洋医学の輝かしい成果に間違いないが、同時にこのころ、西洋医学と伝統医学を分かつように、大きく舵《かじ》が切られたといえるだろう。

単体で取り出すと菌を抑える作用を持つ薬は漢方にもあるから、抗生物質のような薬が西洋医学に特異的というわけではない。しかし、病原菌と宿主（人間）とを並べて考えた場合、病原菌を除くことを得意とするのが西洋医学、一方、宿主の免疫を高めることを得意とするのが東洋医学であり漢方ということになる。

これは優劣の問題ではなく、目指してきた方向の違いであり、それぞれに得手、不得手があるということだ。

漢方だからこそ西洋医学を徹底活用する

私たちの漢方外来では、必要とあれば、現代の西洋医学による検査で徹底的に病気を探している。そのため、ここで意外な病気が見つかることも少なくない。

以前、両脚のむくみを訴える患者さんがきた。むくみの原因を調べるために超音波エコーで検査をしたけれども異常がない、ということだった。しかし漢方の四診をしてみるとどうもおかしい。そこで足の指のレベルでの血管の詰まりがないかどうか、放射線科に頼んで検査してもらったところ、血液がんの一種、悪性リンパ腫が見つかった。がんが下大静脈を圧迫していて、静脈で戻ってくる血液の流れが悪くなり、両脚がむくんでいたのである。治療すれば治るとわかっているので、すぐに内科に送った。

またあるとき、「精神科でうつ病と診断された」という患者さんが訪れた。「頭痛がして、落ち込むことが多い」とのことで、近所の医者に行ったところうつ病の疑いで精神科を紹介され、抗うつ剤を投与されたものの、なかなか症状が改善しないというのである。

私は一見して、患者さんの特徴的な顔つきに気がついた。鼻と唇が大きく、手を診察すると掌《てのひら》が厚い。脳下垂体からの成長ホルモンが過剰になっていることを疑い、血液検査とCTスキャンを行なったところ、成長ホルモンの値は少し高いくらいだったが、脳下垂体に腫瘍が見つかった。

すぐに脳外科を紹介して、手術で患者さんは元気になった。もし、あのとき患者さんが抗うつ剤を飲み続けていたら、腫瘍の手術が手遅れになっていた可能性も高い。

こうしたとき私は「よくぞ漢方外来を訪ねてきてくださった」という思いがする。

私たちは常に「漢方医であると同時に総合医たれ」という言葉を念頭に置いている。一つの医師資格の下で西洋医学も漢方医学もできる点に、日本の医療の特長がある。漢方医学、西洋医学と分けてしまうと日本のよさがまったくなくなってしまう。

「一人の患者を西洋医学の医師と東洋医学の医師が診ても一足す一は二にしかならない。一つの頭に東西両医学があると一足す一が三にも四にもなる」とは、私の恩師の大塚恭男《おおつかやすお》がいつもいっていた言葉である。漢方だからといって見落としは許されないし、西洋医学だけでは足りない部分がある。それを漢方で補うのだ。

要は患者さんを治すということが究極の目的なのであって、漢方がいいとか西洋がいいというのはそのあとの議論で十分だろう。

現代医学の隙間に落ちる患者たち

漢方外来にはさまざまな人が訪れる。もちろん軽い症状の人もいるけれども、さまざまな難病の人もやってくる。体の不調や不安を抱えながら、原因のわからないままあちこちの病院、さまざまな診療科を訪ね歩いた末に来院される人が少なくない。

膠原病の一種である「アレルギー性肉芽腫《にくがしゅ》性血管炎」や、非常に稀《まれ》なリンパ増殖性疾患である「キャッスルマン症候群」を漢方で診断したこともある。一見したところではわからない不調に隠れた病気が何なのか、見逃さないようにすることも漢方の重要な役割だ。

また診断はついているのに、あちこちの病院や診療所を回って治らないという悩みを抱えている人も多い。ある六〇代の女性は膝に水がたまって、毎週一回は整形外科で水を抜いて湿布を貼るしか対処法がなかったのに、防已黄耆湯《ぼういおうぎとう》を処方して二週間後にきてもらったときは、ほぼ症状が治り、その後に再発もなかった。

若いころから慢性胃炎で胃腸が弱く、三〇年近くも薬が手放せなかった人が茯苓飲《ぶくりょういん》と麦門冬湯《ばくもんどうとう》を飲むことで症状が改善したばかりでなく、かぜをひきにくくなって、病弱であることのコンプレックスから抜け出せたという人もいる。

あらゆる症状の患者さんがみえる漢方では、専門科のように症状の一部を切り取って診るのではなく、患者さんを人間として総合的に診る。その際、隠れた重篤な疾患を見逃さない診断能力が要求される。これは、今後のよりよい医療のために求められる総合医の姿である。

専門分化が進むとともに、現代医学の隙間にこぼれ落ちる疾患は増加する。臓器別の専門医によって医学が大きく進歩したのは事実だが、その弊害も目立つようになったのだ。とくに、自分の専門以外のことには関知しない医師が増えたと感じる。

しかし本来、患者さんにベストな医療を提供するためには「自分は内科出身で外科のことはわからない」などという言い訳は許されないはずだ。わからなければ勉強すればいいだけの話だ。

総合的に非常にレベルが高い上でさらに、特定の臓器の知識にかけては誰にも負けない、というのが本来の臓器別のスペシャリストという意味だろう。臓器別の専門医と総合医はよく対比されるけれども、両者は決して矛盾するものではない。

同様に、自分は漢方専門だから西洋医学はおろそかにしていいというのなら、それは「俺は○○の専門家だからほかのことはわからない」といった、一部の偏狭な専門医と同じになってしまう。

「うちは漢方を専門にしているけれど、西洋（現代医学）もきちんとできる」のが、今後の漢方医の理想のあり方だと考えている。

「逃げない医療」を目指す

昭和四〇年代くらいまで、医者は何でも一人で診ていた。かぜの治療もすれば、盲腸の手術もする、出産にも立ち会うといった医者が少し地方に行けばたくさんいた。テレビドラマで人気を博した『Ｄｒ・コトー』を地でいく診療風景は珍しいものではなかった。

その後、機器や薬は大幅に進歩し、医療は高度化して専門分化も進んだ。患者さんはより安心できたのだろうか。

二〇〇八年、東京で脳出血した妊婦さんを受け入れる病院がなく、女性はたらい回しにされて死亡した。最終的に受け入れた病院が批判されたけれども、それは正しい見方ではない。患者は、その前に七つの病院に断られているのだ。

東京では、医師の数こそ多いものの、紹介状を書くだけが仕事のようになって肝心の場面ではみんな逃げてしまう。そんな医療崩壊が進行しているなどといわれるが、まさにそうした現状が露見した事例である。

この問題が起きたとき、当時、山形大学医学部長だった嘉山孝正《かやまたかまさ》先生（現・国立がんセンター理事長）が「山形には医療崩壊はない」と宣言されていた。逃げられないから、みんなそこで診るのだとおっしゃっていたのが印象的だった。

私はいつも、漢方の若い研修医に対して「逃げない医療」「どんな患者さんであっても逃げてはいけない」といっている。これは「われわれ医療者が向き合っているのは病気ではなく人間である。だから、患者さんを突き放して逃げてはいけない」という意味だ。

たとえば末期がんの患者さんがいたとしよう。このとき、西洋医学の観点から臓器だけを診るなら、手の施しようのない状態かもしれない。しかし漢方医の立場からすれば、病気を治すのではなく、病気を持った患者さんと向き合うことが医療である。

「この病気は治らない」といって患者さんを突き放すのではなく、患者さんの人生や家庭環境を考慮して、患者さんやそれを支える家族たちと一緒に併走することが望まれる。

現実に、漢方外来には末期がんの方など、西洋医学から見放されたような患者さんもたくさん訪れる。そんなとき私は、たとえ病が治らなくても、患者さんが少しでも質の高い時間が持てるように、食事や生活についての話をしたり、患者さんを支える家族に対してのアドバイスをするなどしている。

大学病院の漢方外来には、難病の患者さんが非常に多い。だが、難治性の疾患になればなるほど、私は闘志が湧く。西洋医学では手の出しようがないので、漢方でどうにかしてやろうと思うわけだ。

検査で見つかった病気を手術したり、薬を出したりすることだけが医師の役目ではない。あくまでも対象は病気を持つ人間だ。さらにいえば人間は臓器の集合体ではない。人間を相手に、最善の努力をすること。細かく分化した専門科の隙間に患者さんがこぼれ落ちることを許さない。これこそが「逃げない医療」の本質である。

日本の医療が抱えている課題

日本の医療が抱えている課題は、大別すると三つある。

第一に、超高齢社会への対応。高齢者が抱える慢性病は治療よりも「病とつき合う」ものが多いし、予防医学の観点の導入も必須である。このままでは医療費が天井知らずに膨《ふく》れ上がってしまうという問題も大きい。

第二に、細分化されすぎた専門科の医師よりも、幅広い診療ができる医師が求められていること。関連して第三に医師不足、診療科目の偏在。これには少し説明が必要だろう。

先に例に挙げた「たらい回し」の背景にも医師不足があるといわれる。実際、先進三〇カ国が加盟するＯＥＣＤ（経済協力開発機構）のデータによると、加盟国の医師数は、平均で人口一〇〇〇人当たり三・〇人だが、日本は二・〇人である。これは三〇カ国中二七位という水準だ。平均値の三分の二という少ない医師数で、日本の高度な医療が行なわれてきたわけだが、これは医師の献身的な努力に負う部分が大きい。

しかし、多くの医師が都市に集中し、地域の病院ではますます過酷な労働条件になって運営が成り立たなくなったところもある。激務となりがちな産科や小児科は辞めていく医師も多く、新規参入したがらない。地域によって、また診療科目によって、医師数に偏在が起きているという現実も露《あら》わになっている。

また、分化が進んだ医療システムによってかえって効率が悪くなっている面もある。

昔の開業医には「内科・小児科」という看板がよくあった。内科も小児科もどちらも診ていたのである。しかし内科と小児科は視点が異なるので、医療の高度化が進んだ今では、内科医が小児科を診る機会は減っている。

その結果、病院当直の現場ではこんなことが起こる。救急患者が来れば重症だけれども、来ることは少ない内科に対して、小児科は軽症の場合が多いけれども、数をこなすのが大変だ。しかし小児救急が手一杯のとき、内科医の手があいていても小児科を手伝うことはない。専門分化による弊害の一端である。

これは医療者側だけの問題ではない。患者さん自身が専門家でないと満足しない、専門医に診てもらいたいという要求がある。つまり「同じ値段ならコンビニよりも専門店で買い物したい」というニーズが現実にある。

基本的に医師は資格さえあれば、医療行為自体に壁はない。しかし、専門家としてどのくらいその領域に詳しいか、実績があるかを問われてしまう。医療者側にも患者さんにも、専門医が優れていて、何でも診る総合医は優れていないというイメージがあることは否定できない。

一昔前まで「内科・小児科」の看板を掲げるような「町のお医者さん」は、患者さんの仕事の内容や家庭環境までよくわかっていたものだ。だからこそ、患者さんを診察するときは、その背後にあるものまで考慮に入れて接することが可能だった。そこには医師と患者さんの信頼関係があった。

残念ながら、最近ではその信頼関係が結びにくくなっている。

地域に根付いて、家族ぐるみの診療をしていることが多かった昔の開業医は、親の跡を継いだ二代目、三代目も多かった。今は、前述したような厳しい労働条件の下での病院勤務に疲れ果てて開業するケースが増えている。

病院勤務に疲れた医師は、自宅から離れたビルの一角に開業することが多くなった。俗に「ビル診」といわれる形態だ。自宅が診療所のエリアとは離れているために、時間的にも距離的にも地域との接触が希薄になってしまうのだ。地域に根ざしていない医院では、ますます病気だけを診て人間を診ない医療になりがちである。

「総合医」にもっとも近いのが漢方医

こうして見てくると、日本の医療が抱えるさまざまな問題の解決には、総合医の育成が必要であるとわかってくる。かつての「町のお医者さん」のような立場で、プライマリ・ケア（初期診療）に対応して、基本的にはあらゆる症状に接する最前線だ。

この入り口で的確な診察が行なわれることで、たとえば重篤な患者を手術しなければならない脳外科の医師が、軽症の頭痛外来に多くの時間を取られるといった現実が改善されることになる。医師不足の解消にはただ医師を増やすということだけでなく、医師という資源を効果的に運用するシステムの改善が必要なのである。

こうした医療の入り口としての総合診療の役割に、全人医療である漢方は非常に向いている。全身を診る漢方医は、総合医にいちばん近いところにいるのである。

本物の総合医であるためには、西洋医学にも漢方にも通じてなくてはいけない。本来、医師という資格はオールマイティなもので、西洋医学だけでなく漢方もできるし、煎じ薬も出せるし鍼灸もできるのだ。にもかかわらず、多くの医者は、ものすごく狭い領域に自分を閉じ込めてしまっているのである。

私が恩師から「漢方医学をやるならまず西洋医学を学びなさい」といわれたことは前章でも述べた。鯨の上にいたのでは鯨の姿はわからないが、別の場所から見ればその姿がよくわかるということだ。こうした体験もあって、私たちの漢方医学センターでは、研修医に出す課題の半分は、西洋医学に関するものだ。一流の漢方医を育てるとともに、西洋医学の知識も疎《おろそ》かにしない。それがモットーなのである。

ここにきて厚生労働省が「総合医」を育成すると発表したが総合医育成プログラムに漢方を入れるべきであろう。

漢方薬の科学的根拠を求めて

個人の証に合わせて処方する漢方は、患者さんひとりひとりの状態に合わせたオーダーメードの医療である。現代医学の行き詰まりを打開する可能性を秘めた、西洋医学も着目する医療体系なのだが「非科学的である」「科学的根拠がない」と批判される場面があることも事実である。

西洋医学で求められている科学的根拠（エビデンス）を出しにくいためだが、これには理由がある。西洋医学で、ある薬が有効かどうかを評価する際に重視されるのが、「無作為化比較試験（ＲＣＴ＝Randomized Controlled Trial）」という手法だ。

患者さんを無作為に二つの集団に分け、一つの集団には新しい薬、もう一つの集団には偽薬（プラセボ）を用いて、有効性を比較評価するものだ。わざわざ偽薬を飲んでもらうのは、薬を飲んだことによる暗示効果を排除するためである。グループ分けに際してはコンピュータによる乱数表などを使ったり、薬を投与する医師も、その薬が本物か偽物か知らされないほど厳格な手順が決められている。

このRCTを経て有効と認められると、科学的根拠（エビデンス）がある、信頼性が高いとされるわけだ。

EBMという言葉をご存じの方も多いだろう。一九九〇年ごろから、医者個人の経験や勘ではなく「証拠に基づく医療（Evidence-based medicine）」が重視されるようになり、漢方も西洋医学の土俵で評価しようという動きが活発になった。

漢方薬もRCTによる再評価が行なわれ、さまざまな漢方薬に「たしかに効く」というエビデンスが示された。たとえば、小青竜湯《しょうせいりゅうとう》が通年性のアレルギー性鼻炎に効くとか、柴苓湯《さいれいとう》が慢性腎炎やネフローゼ症候群に効くと証明されている。

とはいえ、これまでエビデンスが明らかにされたのは、漢方が対象とする病気のごく一部に対してにすぎない。

なぜ、西洋医学の土俵での評価が進まないのかというと、漢方は証に基づいて個別化された医療のため、集団としての科学的根拠を出しにくいのだ。

一〇〇〇人の集団を五〇〇人ずつ分けて、一方にある漢方薬を投与しても、その五〇〇人の中で証の合う人にしか本来の効き目を示さないのが漢方薬だ。

しかも症状は患者の主観によって診るため、検査データの数字のような客観的な指標を出しにくい。臓器別ではなく、患者さん全体を診る「全人医療」のため、評価をしにくいという問題がある。

たとえば漢方でいう「水毒」という状態は、頭痛やめまい、吐き気など複数の症状がつながって出現する。めまいの治療でRCTを行なうのなら、評価項目はひとつになるが、漢方は全体のつながりを見るので複数の評価項目が必要になる。集団を分けて偽薬を与えて、といったRCTの手法では評価のしようがないのである。

情報技術の発展が「効果」を証明する

「漢方は本当に効くのか」「根拠はあるのか」という西洋医学の世界からの批判を受け、二〇一〇年から厚生労働省研究班によって、漢方の効き方を定量化するプロジェクトがスタートした。私が代表を務めるこの研究班では、「データマイニング（掘り起こし）」という情報技術を用いて、漢方独自の新しいエビデンスを作ろうと取り組んでいる。

これは体質や症状と、漢方の効果との間に一定のパターンを見つけることで科学的根拠を示し、治療の標準化につなげようというプロジェクトだ。

具体的には、診察室に患者さん用のタッチパネルと医師用のタッチパネルが用意され、患者さんは診察の度に自覚症状を自分で入力する。時間の経過とともに症状がどう変化したかをとらえるためだ。また医師画面では、西洋医学の病名を国際疾病分類第十版（ICD‐10）のコードに基づいて入力し、証の診断も入力する。

二〇一五年に改定されるICD‐11には漢方診断の証が採用される予定で、その具体的な議論を進めるWHOの会議では、私がとりまとめ役を担当している。

患者さんの入力項目は症状の程度も含めて全部で一四八項目、医師の入力項目は西洋病名と証、処方した薬など四一項目がある。このデータを元に、サンプルの類似度によってグループ分けする〝クラスター解析〟という分析手法によって定量的に分類する。画面上では患者さんのパターンを可視化して示すことが可能である。

私がこのデータマイニングによる定量化の研究を考えたのは、二〇〇六年にさかのぼる。そのころ私は、アメリカの更年期障害の患者さんを対象に、漢方薬のグループとプラセボのグループで比較するＲＣＴを行なっていた。これまで実施された漢方薬のＲＣＴの中では、もっとも厳格に行なったと思うが、両グループに有意差が出なかったのである。

すなわち、漢方薬によってホットフラッシュが四〇％改善したのだが、偽薬群でも三四％の改善が見られ、統計学的な差が認められなかったのである。ホットフラッシュというのは更年期障害の症状のひとつで、突然顔がほてって汗が噴き出すものである。自律神経の関与が強く、患者さんの期待度が高いと偽薬にも反応して症状がよくなってしまうのである。

この結果について、アメリカ人の研究者から「漢方の診断方法は西洋医学と違うのに、なぜ西洋医学の試験方法によったのか」と指摘された。

つまり漢方診断の「証」の概念を採り入れていなかったのだ。ＲＣＴという手法では、漢方を評価できないとはっきりと気づかされた経験をして、多数の項目にわたるデータを分類できるデータマイニングという手法にたどりついたのだった。

マイニング（mining）とは「採鉱」「鉱業」といった意味だが、大量のデータはまさしく宝の山だ。鉱脈が眠っていることはわかっているのだから、それを掘り出そうというのである。

たとえば「冷え」の場合、患者さんの自覚症状から、コンピュータによって冷えが治る割合を予測することもできるし、治りやすい冷え、治りにくい冷えという傾向も見えてくる。二〇〇八年から慶應大学病院で収集したデータからは、漢方薬で冷えが改善すると予測した二二人のうち、実際に二〇人が改善した。症例数を増やせば、さらに予測の精度は高くなる。

そもそも、漢方の診断は経験知、暗黙知をよりどころにする部分が多く、明確な定義があるとはいえない。医者が一〇人集まれば一〇通りの診断に分かれる可能性もある。西洋医学の立場からは「それは科学ではない」といわれてしまうわけだが、コンピュータが解析することで、経験知の可視化が可能になった。

頭痛ひとつをとってみても、一〇万人の症例を集めたら、特徴的な頭痛によって一〇〇人単位くらいの集団に分けられるかもしれない。つまり、このデータマイニングの作業を一言で表わすと「人間のパターン化」になる。このパターン化こそ、実は経験値に基づく伝統的な証の診断にほかならない。

二〇〇〇年かけて構築してきた漢方医学の匠《たくみ》の技、伝統の知を、統計数学やコンピュータといった現代の知によって次世代へと残していくことができるのだ。さらに、コンピュータが客観的に証を定義することで、新しい証の考え方が生まれる可能性もある。

こうしたことが可能になるのも、東京大学医科学研究所の宮野《みやの》悟《さとる》教授、東京大学工学部の美馬《みま》秀樹《ひでき》特任准教授との異分野連携の賜《たまもの》である。

研究班には慶應大学病院のほか、富山大学、東北大学、千葉大学、東京女子医科大学、自治医科大学など、全国一〇の病院が参加して三年間行なうので、この期間に、システムの基盤を完成させ、症例を三万件集めることが目標だ。

将来は漢方を使う医師の誰もが、このシステムを利用し、漢方診断ができることを目指している。伝統医学の匠の技だけでなく、経験の少ない医師でも標準的な処方ができる指針を作りたいと考えている。

世界を見渡しても、日常診療の中で西洋医学と伝統医学が融合しているのは日本だけだ。だからこそ日本は世界の医療モデルになり得る。各地に伝わる伝統医学の多くは個別化医療なので、どれもエビデンスのあり方を模索している。

統計によると、世界人口のうち約四〇億人は伝統医学に頼っており、西洋医学の恩恵を受けている人口を大きく上回っている。実は西洋医学は世界の中ではまだまだ十分にアクセスできる医学ではないのである。

今、私たちが取り組んでいることは、伝統医学のエビデンス構築のモデル事業になりうる。そのくらい価値のある大事な研究であると自負している。

世界が漢方に注目する理由

現代の日本の漢方医学は、各地の伝統医学とさまざまな点で一線を画しており、世界的に関心が非常に高い。

その理由の第一が何度も触れてきたことだが、西洋医学を学んだ医師が漢方を使っているという点であり、医療用の漢方薬が日常診療に組み込まれていることだ。大学病院のおよそ九割以上が漢方外来を設置しており、現代医学と伝統医学を組み合わせた統合医療で世界に先んじている。

たとえば内視鏡手術と漢方の組み合わせなど、単一の医師ライセンスであるが故にできる、本当の意味での統合医療なのだ。

第二に、医療用漢方薬の品質の高さがある。漢方薬は複数の生薬から作られるが、生薬の兼業は植物など天然の素材だけに、一定の品質を保つことは容易ではない。産地や収穫時期の違い、収穫後の保存状態や加工技術によって成分が大きく異なるから、それを複合した漢方薬で品質を安定させることは非常に難しいのだ。

しかし日本では医療用として三〇年にわたって医師の信頼に応えてきたという実績がある。薬の製造に関してはＧＭＰ（Good Manufacture Process＝医薬品の製造管理及び品質管理に関する基準）という国の基準があるのだが、漢方製剤に関しては、製薬業界がさらに高い基準で安定した品質で供給できるように努力してきた。

その結果、一〇年単位でロットの品質が変わらないという、驚異的な安定度の製品を作ることが可能になっており、日本のお家芸ともいえる品質管理技術の高さで、海外からも「世界でもっとも信頼できる」という定評を得ているのである。

第三に、医学部において漢方教育が行なわれている点だ。二〇〇一年から漢方医学は卒前教育としてコア・カリキュラムに入っており、全国の医学部・医科大学で卒前教育が行なわれている。慶應義塾大学医学部でも、一二〇コマ（三二〇時間）の系統講義と、自主研究の選択のひとつとして一学期の半分を費やす卒前教育が行なわれている。

もちろん十分とはいえないが、正規のカリキュラムの中に伝統医学が位置づけられており大きな意義がある。

こうした理由から、漢方医学は世界的に見ても非常にユニークで、もっとも進んだ医学であるとして高い評価を得ているのだ。

「国家医学」として推進せよ

漢方をもっと活用していくためには、解決すべき課題がある。

すなわち、「本当に漢方でよりよい医療が実現し、医療費も下げられる」ことを実証していく必要がある。漢方の医療経済効果についても、もっと研究が進まなくてはいけない。

しかしながら漢方の研究費は非常に限られたものであり、基礎研究による科学的検証も、臨床的なエビデンスも、十分なスピードで進められているとはいいがたい。医療経済的研究も遅々として進んでいないのが現状である。研究環境の整備と、研究助成の増額が必須なのだ。

アメリカでは一九九八年に国立補完・代替センターができて以来、研究予算は年々増大し、国立がん研究所などと合わせると年間三億ドル（約二四〇億円）もの予算がある。その中には医療経済的効果の研究も数多く含まれる。これは日本も見習うべきだろう。

序章でも触れたように、アメリカのＮＩＨは、伝統医学を西洋医学と同等に体系立った医学として位置づけた。こうした動きに対し中国、韓国は政府主導で伝統医学の国際戦略を立てているが、残念ながら日本ではそれがない。

まずは政府に専門部局がない。中国の場合、日本の厚労省にあたる衛生部の傘下に伝統医学専門の政府機関・国家中医薬管理局があっておよそ七〇名が働いている。ところが、こうした機関は日本に存在せず、研究費も限られている。

中国やアメリカのような大胆な推進ができず、世界の潮流から遅れを取っているのはまぎれもない事実なのだ。

その一方で、日本ならではの利点もたくさんある。

最先端医学に漢方を組み合わせて医療費削減を実現し、新しいスタンダードを構築できるのはわが国だけだ。総合医が漢方を活用することで裾野《すその》が広がり、日本発の医療のグローバルスタンダードを発信していくことも夢ではない。

繰り返し述べてきたように、漢方医学では病気に対して薬が決まるのではなく、あくまでも病気を持った人間に対して処方される。また生体は、細胞で成り立った内臓という部品の組み合わせでできているのではなく、精神や免疫系などいろいろなものが絡み合っていて、非常に複雑である。

今後、医療は生体を部分単位で微視的に見るのではなく、全体的に見る「ホリスティック」な見方へと変わっていくだろう。

事実、慶應大学医学部の中でも生体全体をとらえる「システムズ・バイオロジー」の研究が盛んに行なわれている。データが蓄積されていけば、今後は「病気の未来予測」なども可能になっていくはずである。

こうした動きの中で、西洋医学と漢方医学が融合していくなら、まったく溶け合ってしまうのではなく、二つの軸として螺旋《らせん》状に発展していくのが理想である。

お互いの長所を組み合わせて発展させていくのは日本の得意技だ。組み合わせによって、よりよい医療を実現し、世界に貢献していくことが今後の課題になってくると思う。

第5章

「漢方」存続の危機

漢方薬に保険が利かなくなる？

二〇〇九年末の、行政刷新会議による「事業仕分け」を記憶している人は多いだろう。仕分け人として登場した蓮舫《れんほう》参議院議員の「二位ではダメなんでしょうか？」が物議をかもしていたが、スーパーコンピュータの開発や宇宙開発など、ムダと判断されてばっさり削られてしまった。

実はそれだけではなく、漢方医療も重大な危機にあった。医療用の漢方薬の健康保険給付も仕分けの対象になっていた。つまり医師に処方される漢方薬に、保険を使えなくする動きがあったのだ。

一九七六年に健康保険が適用されて以来、医療用漢方薬は、医師が使用する医薬品として三〇年以上使われてきた実績がある。何度も述べたように、日本の医療現場ではおよそ九割の医師が日常的に漢方薬を処方している。

高齢社会におけるよりよい医療を実現するため、漢方の活用は急務であり、世界からも注目されて研究が進んでいる最中だ。こうした状況にもかかわらず、医者でもらう漢方薬が保険からはずされそうになったのである。このときはわずか三週間のうちに保険適用の継続を求める署名が九二万通以上も集まって、適用は継続されることになったのだった。

膨れ上がる医療費に歯止めをかけることが目的らしいが、しかしなぜ漢方でなければならないのか。そこには日本の医療をどうするかという視点はない。子ども手当てや高速道路無料化などの財源のため、とりあえずの金を捻出しようという安直な方法だったとしか思えない。

この「保険給付はずし案」には、医療の仕分けを担当したワーキング・グループ一五人のうち、一一人が賛成したというから本当に驚いた。保険からはずそうとしたのは、漢方薬がうがい薬や湿布薬と同列に、市販薬（自分で薬を買ってきて手当てすること）で十分と見られたからだ。

あらためて述べるまでもなく、これは大間違いである。

何よりもうがい薬と同じ扱いにはあきれた。日本東洋医学会には試験で認定する「漢方専門医」という制度がある。うがい薬には専門医がいるのであろうか？

漢方は高度な知識を必要とする医学体系であり、当然、誤用による副作用が起こり得る。胃腸障害をはじめ、重篤な副作用としては肝障害と間質性肺炎があり、死亡したケースも起きている。医師の処方でもこうした事例があるのに、市販薬となると、さらに増えることも予想しなくてはいけない。

また前章で述べたように、漢方医は総合医の役割にもっとも近いところにいる。「何となく具合が悪い」「なかなか診断がつかない」という患者さんの訴えから、膠原病や脳腫瘍のような難病を見つけることも珍しくはない。医師の手を離れてしまうことは、こうした病気の発見が遅れることにもつながるのだ。

漢方医学を保険給付からはずし、医師から離すことは、西洋医学と伝統医学が融合している日本の医療から、いちばんの強みを否定することになる。

こんなことが起きるのも、日本の医療が西洋医学中心のため、漢方が正しく認識されていないことが根底にあって、漢方をもっと活用することの有益性が広く理解されていないことが一因だろう。漢方が直面している危機は深刻だ。

生薬が手に入らない

序章の最後で触れたとおり、今、漢方は「生薬資源の枯渇」「中国が狙う『中医学』の標準化」「国民の無関心」という二つの理由から存亡の危機にある。

この中でも差し迫った問題が生薬資源の枯渇によって価格高騰を招くなど、供給が不安定になっている点である。その背景には、中国政府が生薬の原料となる薬草の乱獲防止を口実にして輸出制限しているという事情がある。

その代表例が甘草《かんぞう》である。甘草は乾燥地帯を好むマメ科の植物で、ゴボウのような根の部分を乾燥して使うと、炎症を抑える作用や緩和作用、肝機能を強化する作用などがある。漢方薬の約七割に含まれている基本的な生薬のひとつだ。

中国北西部の乾燥地帯は、この甘草が多く自生する一大産地なのだが、乱獲によって砂漠化が進んだことを理由に、中国政府は二〇〇〇年ごろから収穫や商取引を制限した。外資系企業は、農民から甘草を直接買えなくなり、輸出枠もこの一〇年でほぼ半減したという。

エフェドリンを含み喘息治療薬として使われる麻黄《まおう》も、中国北西部に多く自生しており、同じように輸出規制されている。

その結果、必要なだけの漢方薬が生産できないという事態も現実に起きた。

二〇〇九年の新型インフルエンザが流行したときのことである。麻黄湯《まおうとう》が新型インフルエンザを含め、急性感染症によく効くという研究報告が出ていたから、こうした漢方薬でさっさと治療できることをもっと広めれば、漢方の存在をアピールできたし、しかも国の財政にも貢献できる絶好機だったのだが、そうはならなかった。できなかったのだ。

メーカーは麻黄湯の増産を試みたが追いつかなかった。その理由のひとつは、麻黄湯の組成に麻黄と甘草が含まれているからだ。すなわち、中国の輸出規制品である甘草・麻黄は、日本に入ってくる量が制限されている。麻黄湯で麻黄と甘草を大量に使ってしまうと、ほかの薬を生産できなくなるという国内事情があったのだ。

しかも日本で麻黄湯を使って効果を上げているというニュースが海外に流れると、世界中で麻黄湯を使い始める。それだけの影響力を日本の漢方は持っているわけだが、そうなると、麻黄や甘草は奪い合いになる。国際価格はますます高騰し、日本に入ってこなくなると容易に予想されたのだった。

もし、もっと大流行していたなら抗インフルエンザ薬も漢方薬も不足して治療ができないという、危険な事態も起こり得たのである。

「生薬資源戦争」になってしまうのか

食糧自給率が四〇％前後で問題視されているけれども、生薬の自給率ははるかに低い。日本漢方生薬製剤協会の二〇〇八年度のデータによると、日本の使用される生薬のうち、国内生産分は重量ベースで一二％にすぎない。

少し前まで日本で作られていた生薬も、農家の高齢化や跡継ぎ不足などで需要の拡大に追いつかなくなって、日本の漢方薬メーカーは、中国での大規模栽培に力を注いでいる。輸入の比率は上がりこそすれ、下がることはない。

大部分が海外からの輸入なのだが、全体の八三％が中国からの輸入である。また二〇〇八年度に日本国内で使われた生薬二四八品目のうち、一一三品目は一〇〇％が中国からの輸入だった。ほかでは調達できない生薬がこれだけあるのだ。

あらためて述べるまでもなく、中国は世界最大の生薬生産国である。もともと中国の伝統医学がベースだから、当然のように思われるかもしれない。気候や土壌の関係で中国でしか作れない生薬もある。しかし、レアアースの例を引くまでもなく、製品に必要不可欠な原材料は、他国とのさまざまな交渉の際の手段になる。

主な漢方薬の原料生薬の価格上昇率

生薬名	価格上昇率	中国産のシェア
甘草《かんぞう》	22%	100%
芍薬《しゃくやく》	47%	96.4%
桂皮《けいひ》	29%	80.9%
茯苓《ぶくりょう》	113%	96.5%
大棗《たいそう》	26%	100%
半夏《はんげ》	85%	100%
使用量上位30品目の平均	64%	80%以上

日本漢方生薬製剤協会発表

無理難題を押しつけられた上に、「あなた方のためにに、特別にこれだけ分けてあげているんです」とばかり、恩を着せられることになりかねない。

中国からの供給には限りがあるのに、生薬の需要は世界的に伸びている。とくにこの数年来、欧米では生薬製剤への関心が高まっており、限られた生薬資源の奪い合いが、すでに始まっているのである。

医療用漢方製剤メーカーで作る団体、日本漢方生薬製剤協会によると、使用量が多い生薬三〇種の輸入価格は、加重平均すると二〇〇六〜二〇一〇年で一・六倍になっている（上表）。現在のところ、日本のメーカーは備蓄と生産コストの削減で対応している。

だが医療用の漢方薬の場合、薬価が決められているため、製品の価格に転嫁できない。このままでは漢方薬から撤退するメーカーが続出する可能性も否定できない状況だ。すでにいくつかのメーカーが品目を減らしていたり、実際に撤退を決めている。

加えて良質な生薬を巡る争いは激化しており、日本に輸入される生薬も、品質の確保が困難となっている。

というのも生薬の多くは植物や動物由来なので、気候や土壌など生育環境によって大きく影響され、成分の含有量など品質にばらつきが出る。産地が同じでも畑が違えば風味も値段も大きく違うワインを想像してもらえばいいかもしれない。生薬がワインと違うのは、日本薬局方が定める基準をクリアしなければならない点だ。

基準をクリアしていても、品質に違いがあるからその点を見極めないと治療に使った際、思ったほど効き目がないなどということも起こりうる。

ここ数年、生薬の品質は明らかに悪くなっている。私は最近、半夏《はんげ》という生薬を見て驚いた。半夏は、小さな里芋のような根塊から外皮を取り除いて乾燥した生薬で、咳や吐き気をしずめる作用がある。私が目にした半夏は特級品とラベルされていたのだが、以前なら一級品程度の品質だった。それだけ良質の生薬の確保が難しくなっているのである。

「薬価」の壁——工業製品の西洋薬と同じ基準でいいのか

流通面から見ると、漢方薬は一般用（市販用）と医療用とに大別できる。

ドラッグストアに行けば、漢方によるかぜ薬や胃腸薬、肩こり、アレルギーから肥満症の改善薬など、色とりどりのパッケージに入って店頭にたくさん並んでいる。これらが市販用で、安くはないがよく売れている。市販用はメーカーが値段を自由に決められるので、生薬の輸入価格が上がれば転嫁することもできる。

そしてもう一方の医療用は、国が定める「薬価」によって価格が規定されている。「保険が利く」というのは、この「薬価が決まっている薬の中から選んで使う」という意味にほかならない。このことが今、漢方の将来を左右するような重大な要因になっているのである。

中国への依存度の高さがリスクだからといって、日本国内での生産を高めようにも、生薬の生産農家は容易には増えない。その大きな理由が薬価である。

漢方薬の薬価は法外なほど安い。したがって農家からの買い上げ価格も低く抑えられているために、国内生産は低下の一途だ。つまり、漢方薬農家では暮らしていけないのである。「安いのならいいじゃないか」と思われがちだが、実はそのことが国民に不利益をもたらしているのだ。

なぜ漢方薬の薬価が非常に安いかといえば、工業製品である西洋薬と同列に考えられているからだ。西洋薬の場合、新薬の開発は基礎研究から始まって、何段階もの臨床研究を経るので莫大なお金がかかる。安全性・有効性の確認、品質検査などすべて含むと開発費は、数百億円から一〇〇〇億円は軽くかかる。一方、一度生産ラインが整えば原料などのコストは比較的安くすむ。こうした理由があるので、新薬の薬価は高く設定され、二年ごとに改定されて少しずつ安くなっていく。これは理解できる。

しかし工業的に化学合成される西洋薬と違い、漢方薬の原料となる生薬は農産物だったり採取による天然の産品だったりする。このように「時価」であるはずの漢方薬なのに、工業製品である西洋薬と同じ仕組みになっているのだ。

これはやはりおかしい。野菜ジュースの値段が二年ごとに下がり、天候に関係なくリンゴやキャベツの出荷価格もその度に抑えられるとしたら、生産農家はいなくなってしまう。店頭に並ぶマグロやサンマの値段が大漁・不漁にかかわらず決まっていて、しかも二年ごとに下がるとしたら、漁業は成立しない。

さらに、漢方薬の薬価は、保険収載されたときの生薬の原料価格に諸経費を上乗せして決まったと聞いている。それがすでに三十数年前の話で、この間、物価は上昇し、原料価格が上昇したのに加え、農薬のチェックなどの安全性確保や品質管理が厳しくなってコストがかさんでいるにもかかわらず、薬価が低下する仕組みになっているのだ。

この二〇年以上、医療用漢方製剤の新薬は出ていない。その結果、あるメーカーの医療用漢方エキス製剤は、この間に三六%も薬価が下がっている。したがって同じ量を売っていたなら売り上げが三六%も減っていることになる。となると、原材料の生薬を、安い中国産に頼らざるを得ないのも当然、となってしまう。

次々と撤退する漢方薬メーカー

医療用の漢方薬には、エキス剤と煎剤（煎じ薬）がある。煎じ薬は生薬を組み合わせて処方され、いずれも健康保険が適用になることは第2章で述べたとおりだし、それぞれに薬価が決まっていることはいうまでもない。

中国の輸出規制のあおりをもろに受けるのが、この煎じ薬だ。エキス製剤用の生薬は、メーカーに向こう二〜三年分のストックがあるので、影響が出るまでタイムラグがある。しかし煎じ薬用の生薬はリアルタイムで影響を被る。

薬価は二年ごとに下がり、原材料費、安全性・品質確保のためのコストが上昇した結果、多くのメーカーが「売れば売るほど赤字になる」、いわゆる逆ザヤ品を抱えているといわれている。とりわけ近年の生薬高騰をリアルタイムで反映し、逆ザヤになりがちなのが煎じ薬用の生薬なのだ。

甘草を例に取ると、二〇〇〇年に二一円だった薬価が、二〇一〇年には一五円になっている。しかも原料のほぼ一〇〇％を中国に頼っているので、輸入価格は高騰しているのである。こうした状況の中、生薬を供給している大手卸《おろし》が、医療用から事実上の撤退を決めた。

「事実上」というのは以下のような方法で撤退するからだ。つまり、生薬を薬局に卸すときに卸価格を一気に上げる。薬局は漢方医からの処方箋を受けて、生薬を組み合わせて患者さんに渡すわけだが、薬局は決められた薬価で出さなくてはならない。したがって薬局は、仕入れ値が売値を大きく上回るような卸からは買わない。だから撤退することと同じになるのである。

もはや医療用の煎じ薬は「風前の灯火《ともしび》」に近い。

一九七〇年代、現代の漢方を築き上げた巨人の一人・大塚敬節は「漢方薬がブームになるときが漢方の本当の危機だ、生薬がなくなったら漢方は存続し得ない」といっている。今、まさにその危機が到来しているのである。

私はどこかのメーカーの回し者ではないが、なぜこの問題を訴えたいかといえば、難治性の疾患には生薬がとても役に立つからだ。とくにがんなどは生薬を使うことが多い。大学病院を訪れる患者さんにとっては、ＱＯＬを高める唯一の手段であるケースも少なくない。

生薬から撤退するメーカーが今後も増えていくようなら、漢方医学のもっとも先鋭的な部分から影響を受けることが確実なのである。

薬局にしろ卸にしろ、誰かが赤字覚悟で販売しない限り、生薬が手に入らなくなるようでは、闘病中の患者さんはいうにおよばず、今後患者さんになりうるすべての国民が、大きな不利益を被ることになってしまう。

漢方薬は〝安すぎる〟

漢方薬の薬価の一例を挙げると、インフルエンザ治療に使う麻黄湯は、成人一日分で約六五円、葛根湯は約七三円と非常に安い。タミフルが一日分六一八円だから、きわめて安上がりだ。

薬価がもっとも高いのは、体の免疫反応を調整し炎症をやわらげる働きをする柴苓湯《さいれいとう》だが、それでも一日分が約四八五円にすぎない。

最初に薬価が決められたとき、つまり「薬価基準」というリストに載った時点から安かったからだ。漢方薬が医療用として初めて載ったのは一九六七（昭和四十二）年のことで、このときは「葛根湯エキス散」ほか四品目だった。現在、医療用として認められている一四八処方の大半は七〇年代から八〇年代初頭にかけての収載である。

煎じ薬を構成する生薬の薬価は一九六〇（昭和三五）年に始まり、その後、追補改正が行なわれている。つまりほとんどの漢方薬の薬価は三〇～四〇年前、生薬は五〇年近くも前に決められたところからスタートしている。薬価は生薬価格や各種試験の費用、適正とされる利潤などを積み上げて決められたのだが、現在のように国際的な生薬争奪が起きているわけでもなく、あくまでも当時の時代環境の中でのことだ。

私が医学部の学生だった三〇年前から現在までの間にも、さまざまな物価が上がった。店屋物の値段もタクシー料金もほぼ二倍である。公務員の初任給を調べたらやはり約二倍だった。農産物の価格も人件費も運送料金も上がったが、漢方薬は薬価という制度の下で、原料が高騰してもまったく賄《まかな》えずに、二年ごとに少しずつ下がってきたのである。

二〇一二年は薬価改定が行なわれる年なので、メーカーや卸問屋を中心に、漢方薬の薬価が不採算にならないよう、厚生労働省などへの働きかけが精力的に行なわれていた。「安すぎる薬価」の問題を解決しなくては、供給ルートがなくなってしまう。

そのためには生薬・漢方薬の薬価ルールを、西洋薬から切り離すことが必要だろう。先に述べたように、西洋薬は工業製品であるのに対し、生薬・漢方薬は農産物に近い。両者が同じルールなのは、あまりにも不合理だからだ。

漢方薬の需要は伸びているにもかかわらず、原料である生薬の国内生産が、苦境に陥っているのは、薬価の縛りの下では採算が取れないからである。過度の海外依存を脱し、安全で品質の高い国内での生薬栽培を振興しようとするなら、採算に乗るような仕組みを作らなくてはいけない。

薬価を国内自給が可能なレベルまで上げると、国や国民の負担が増える、という意見もあるだろう。しかし、漢方製剤が医療用薬剤に占める割合は一・二％にすぎない。しかも、漢方治療で対応することで、医療費が下がるケースは少なくない。さまざまな診療科をはしごして袋一杯の薬をもらうようなことはなくなるからだ。

何よりも読者のみなさんに考えてみてほしいのは、かぜをひいて葛根湯を一日三回、つまり三杯飲んでも約七三円という価格である。百円玉一個でおつりがくる。インフルエンザにかかって麻黄湯を二日間飲むと約一三〇円だ。「スターバックス」でコーヒーを一杯飲むよりも安いのだ。コーヒー一杯が三〇〇円とか三五〇円なのに対して、医薬品である葛根湯が、一杯三〇円もしないというのは、ひどくバランスを欠いていると私は思うのだが、みなさんはいかがだろうか。

しかも三〇〇円になったと仮定しても、保険が利くから三割負担であれば九〇円である。漢方がすっかり普及した昨今だが、国民は「多少値段が上がっても飲みたいですか？」「このまま矮小化して、なくなっていっても仕方がないですか？」という選択を迫られているのである。

問題を単純化して二択にしてしまうのは本意ではない。しかし、すでにメーカーの撤退や倒産が相次いでいる。事実、過去五年間で二社が倒産し、経営不振が噂されるメーカーが後を絶たない。医療用エキス製剤の品目数の削減や製造中止も増える一方だ。このままではそう遠くない将来、漢方治療の存続が危うくなってしまう。

倒産に至らないまでも、原価よりも使用時の薬価が安い、いわゆる逆ザヤ品が増えてくると、流通しなくなるという問題が起こる。原料として麻黄と甘草を使うならば、安価な麻黄湯にして、売れば売るほど赤字を出すよりは、小青竜湯《しょうせいりゅうとう》など、少しでも薬価の高い製品に回そうとするからだ。これも医療の現場では困った問題だ。

「薬価」問題を解決するには

こうして薬価の問題を指摘すると「製品価格に転嫁できるよう、保険適用をはずせばいいじゃないか」という声も上がってくるかもしれない。

しかしそれには、私は以下のような理由で反対だ。

本書で繰り返し述べてきたように、漢方はこれからの日本の医療にとって、重要な役割を果たさなくてはならない。慢性病や不定愁訴への対応であり、予防医学への転換であり、医療費の削減であり、それを実現する総合医の育成や統合医療の実現などに向けて、漢方が鍵になっていくことは間違いない。

つまり漢方に国民全体がアクセスできることが大前提なのである。一部の希望者だけに漢方治療をするのは、目指すべき方向として間違っている。

漢方が日常診療で広く使われるようになったのは、西洋薬と同じように保険適用になったことが大きい。内科、外科、小児科、産婦人科、皮膚科、精神科など、さまざまな診療科で漢方薬が処方され、日本ならではの統合医療を実現してきた。

西洋薬から生薬・漢方薬を切り離した薬価ルールといえば、原材料費を時価にすることだ。実際、歯科の材料は時価が認められているから、薬価に時価を持ち込む先例はある。

こうした例にならうのがもっともすっきりすると思うのだが、これも国民が納得しないと導入できない。

もっとも現実的なのが、コストを積み上げて薬価に反映させる方法だ。薬価を算定する際は、薬草や生薬の原材料費のほか、残留農薬の検査をはじめとする安全性管理費、輸送費、保管費など、さまざまなコストを積み上げていく。このコストが適正であると厚生労働省に認めてもらうよう、メーカーは資料を揃えて働きかけている。

食の品質・安全性に対する世間の目は厳しい。もちろん生薬についても同様かそれ以上だろう。中国産の生薬について、農薬・重金属のチェックなどを自主的に厳しくしていった結果、安全性確保に関わる費用もばかにならないほど高額になっている。これらが高騰する原材料費に上乗せされて経営を圧迫しているのだ。

そのため「国内のものは高い、その代わり安全だ」という国民の理解の上で、国内品薬価と輸入品薬価の二本立てにすべきだという意見もある。それが国内産業を育成する起爆剤にもなるとされている。

表立って語られることは少ないけれども、漢方そのものが危機的な状況にあることは間違いない。体力のないメーカーから消えていく状況を考えると、時間的な猶予はほとんどない。今こそ知恵を出すべきときなのだ。

いずれにしても、国民の理解がないと薬価の問題は解決できない。

漢方の将来を決めるのは医者でもなければメーカーでもない。国（厚生労働省）でもない。ひとりひとりの国民なのである。二〇一二年は薬価改定には間に合わないけれども、その二年後に向けて、広くこの現実を考えて、声を上げていただきたいと願っている。

生薬生産にも日本の技術が活かせる

ヨーロッパの生薬製剤の最高責任者が来日した際、日本の漢方・生薬製剤技術は文句なく世界一だと称賛していたが、日本の生産技術は非常に高い。

ひとつひとつの生薬は生育環境によって品質にばらつきが大きく、品質管理は難しい。

天然資源で成分や品質が不安定な生薬を原料としながら、より高品質で安定した製剤として供給されているのが日本の漢方薬なのだ。

徹底して高品質な製品を作り出す技術力を持った国——日本は世界からこんなイメージで見られているし、日本人もそれを自負している。工業製品だけでなく、農水産品も、それを使った料理も、非常にレベルが高い。誠実なものづくりの姿勢は世界的に高く評価されている。

世界で生薬需要が急速に伸びているわけだから、バイオを駆使した生薬産業も十分に考えられる。日本が世界の生薬の供給源となることも夢物語ではない。採算さえ見込めれば、漢方薬の原材料、生薬の生産にも新規参入の可能性がある。

たとえば鹿島建設、医薬基盤研究所、千葉大学は共同研究で、甘草の水耕栽培に成功している。土で育てると四年かかるところが、一年半ほどで収穫できるという。しかも残留農薬の心配がなく、均質に成分を含んでいる。植物工場として商業レベルの大量生産ができるよう、実用化が進められているところだ。

水耕栽培が植物全体を育てるのに対して、有用な組織だけを選別して培養するカルス培養という技術がある。この方法で朝鮮人参を生産しているのが日東電工である。

本来の朝鮮人参は、長く伸びた根の部分を利用するわけだが、カルス培養では輪切りにしたような組織が育ってくる。安全な環境で管理しつつ培養するため、農薬などの有害物質を含まず安定した品質と、天候に左右されることなく生産量を保てるのだ。

また冬虫夏草《とうちゅうかそう》というコウモリガの幼虫にきのこが寄生した生薬がある。中国では古くから貴重な生薬として珍重してきたが、今や投機対象になって高騰している。シルクバイオ研究所は、コウモリガの代わりにカイコを使って無菌的に生産している。安全性が高く、大量生産され、価格も一〇分の一くらいで安定している。

これはまだ研究段階だが、大阪大学などの研究チームが甘草の医薬成分グリチルレチン酸を作り出す遺伝子を突き止め、生産に成功したという報道もあった。応用されれば、「工業生産」も可能となるという。

日本にはこうしたさまざまな誇るべき技術がある。生薬が適正な価格で取引できるようになれば、こうした国内生産も軌道に乗るだろう。投資に見合うだけの利益が上げられるとなれば大規模な植物工場で生薬を生産することも現実になる。

生薬栽培の再生は「農」の再生に重なる

ハイテク分野だけでなく、畑での薬草栽培にも大きな可能性がある。

先日、私は奈良県で開かれた「日中漢方薬シンポジウム」のコーディネーターを務めて、その思いをますます強くした。

たとえば奈良県には、東大寺正倉院以来の漢方薬の伝統がある。生薬栽培の歴史は長く、大和当帰《やまととうき》・大和芍薬《やまとしやくやく》などのブランドを持っていた。こうしたブランドものは実際に治療に使ったとき、やはり効果が非常に高い。

こうした地域の強みを活かして、生薬栽培を復活させていけるはずだ。ただ、伝統はひとたび廃《すた》れると復活するのに本当に時間がかかる。奈良県にノウハウが残っているうちに、後継者の育成をきちんと行なう必要がある。また、中小の農家で苗から栽培、収穫、加工まですべてを行なうのは限界がある。ノウハウを分かち合いながら、効率のいい組織化をしていくことも欠かせない。

具体的にいえば、ひとつひとつの農地は大きくなくてもかまわない。パッチ状に生薬畑が点在し、その全体で土壌や気候をシミュレーションして作付け計画をし、苗を供給する。さらに収穫して加工する、といった全体を統括する仕組みが必要だ。

生薬や漢方薬の製造を、再び地場産業にするべく取り組もうとする奈良県に、シンポジウムとして右記のような提言をしたのだが、この方法は、日本の生薬栽培を復活させるきっかけになるのではないかと思う。全国規模で実現すると、さらに多様な生薬の安定した生産が可能になるからだ。

宮城県の津波の被災地で、海水に一週間以上浸《つ》かったため塩害が出るようになった土地に甘草を植えたところ、非常によく育ったという例もある。気象条件や土壌など、地域の特性に合わせて生薬を栽培する農場が、モザイクのように全国各地に点在するようになると、海外への生薬供給も視野に入ってくる。ひとつの産業として十分成立するだろう。

もちろん植物工場との組み合わせも考えられる。

数年前、台風の影響で、紫蘇葉《しそよう》が二年連続で不足したことがあった。漢方では赤ジソの葉で作る生薬を紫蘇葉と呼び、アレルギーの改善や精神を安定させる作用があるので、よく使う。植物工場が広まれば天候によるリスクも下がって安定供給が可能になる。

こうしたことのとりまとめ役としては、たとえば商社などがノウハウを持っているはずだ。もちろん自治体が特区を作ったり、地域が協力するなど、あなた任せにしない総合的な取り組みが必要なことはいうまでもない。農業再生プランや地域の活性化プランの選択肢になり得ると考えている。

必要なのは国家戦略

こうした新しい可能性に対して、足かせになってくるのが省庁の縦割り行政だ。農産物の生産は農林水産省、産業振興は経済産業省、最終製品として医療の観点からは厚生労働省の管轄となる。漢方を核に起業なり町おこしなりしようとすると、煩雑《はんざつ》きわまりないことになる。

政府には、生薬の栽培から医薬品製造に至るまでの工程をきちんと管轄し、産業として育成する部署がぜひ必要だ。そうした体制を作らない限り、漢方という日本の宝を将来にわたって残していくのは難しい。日本の国民にとって、何がもっとも益するのかを最優先に、大局的に考えていくべきだと強く思う。

結局、この問題は「漢方を日本としてどうとらえて推進していくのか」という国の戦略眼が問われているのである。

私は、葉タバコ農家の転作として生薬栽培を国策として推進できないかというアイデアを持っている。

医師としては喜ばしいことだが、喫煙者の減少で葉タバコ農家は苦境に陥っている。来年以降、耕作をやめる意向を示した農家は全体の四割に上り、葉タバコに代えて何を作ればいいか悩んでいる農家も多いと聞く。

したがって、葉タバコ畑から生薬畑へと転換することで「農の再生」と「漢方原料の確保」という二つの課題を同時に解決できる可能性がある。生薬の流通業者に聞くと、葉タバコ農家であれば生薬栽培も技術的には難しくはなく、畑もそのまま利用できるという。

農家の採算面からも十分に実現可能だ。私も参加した厚生労働省の特別研究によると、たとえば国内の医療用漢方製剤の二五％に使われている生薬・当帰《とうき》は、年間数千万円の転作奨励金で採算が合う。これだけの予算で、当帰の国内自給率一〇〇％は夢ではなくなるのだ。この試算は現状の薬価をベースにしているから、薬価が上がることになればさらに有利になる。

この意見が『朝日新聞』（二〇一一年十月二十四日）の「私の視点」欄に掲載されたところ、驚くほど大きな反響があった。

折しもＴＰＰ（環太平洋戦略的経済連携協定）への参加が取りざたされ、日本は自国の農業をどうするのかという問題が突きつけられている。農業にまつわる補助金や奨励金には批判にさらされがちだ。だが、国民が怒っているのは「今後、どういう方向を目指すのか」という大局的な視点が感じられない点だろう。

日本は漢方という世界が注目するツールを持っているのだから、それをどう位置づけて、どう政策展開していくかをイメージすることが、国としての急務だと思う。

先述したとおり、日本の漢方薬は非常に質が高い。植物工場でも生薬畑でも、きわめて高品質な生薬作りに進んでいくはずだ。それは間違いなく大きな強みである。

だが今の国際競争の中では「いいものを作れば売れる」というわけではない。「ガラパゴス携帯」と揶揄される、日本独自の進化を遂げた高機能携帯電話がいい例だ。後述するように、中国がいち早く中医学の国際的な標準化を狙っているのは、そのことに気がついているからだ。

世界中で先進国が伝統医療に注目している。これは先端医療の得意な西洋医学だけでは解決できない問題が山積していると気づいているからだ。経済的に豊かになった国は、伝統医学に注目が集まり、結果として生薬の需要が高まる。日本、アメリカ、ヨーロッパ、韓国、そして今、中国である。

その大きな流れの中に日本もいることは理解しておかなくてはいけない。

こうした観点を含め、日本の医療をどうするかという大きな構想の中で、国としての戦略を立てる必要がある。生薬資源の枯渇に端を発した薬価の問題は、ここにつながってくるのである。

国際標準化を狙う中国

日本の漢方が厳しい状況に曝《さら》されているのは、生薬資源の問題だけではない。

中国は近年、自国の伝統医学である「中医学」のグローバル化に邁進《まいしん》している。

ISO（国際標準化機構）を舞台に、中医学の用語や治療法、免許、生薬の製造方法などを国際規格にしたいと訴えているのだ。ISOは工業分野の国際標準となる規格で、医師免許や薬そのものの規格ではないのだが、中国が中医学・中医薬を世界に広める橋頭堡《きょうとうほ》にしようと考えていることは明らかだ。

中国は、「すでに各国に広がっている中医薬の安全性が保てる」と各国のメリットを主張するが、中医薬の国際ビジネスで主導権を狙っていると見られている。原料を握っているので、国際標準になれば確実に勝てるからだ。

さらに「国際中医師」という資格の標準化によって、医師資格や教育まで握ろうとするもくろみも垣間《かいま》見える。医療行為のできるライセンスとして認めろというのである。

日本国内には何校か中医大学の日本校があるし、留学して中医学を学ぶ人もいるけれども、卒業しても日本の国家資格ではないので医療はできない。

しかし、すでにアメリカのカリフォルニア州、ニューヨーク州、オーストラリアのヴィクトリア州、オランダ、シンガポール、マレーシアなど、中医師資格での診療が認められている国もある。中医師が世界中で診療するようになると、本家本元としてビジネスチャンスが広がるのである。

今この問題で、もっとも被害を被《こうむ》っているのが韓国だ。韓国の医師資格は、いわゆる西洋医学と、やはり中国をルーツに韓国独自の発展を遂げた「韓医学」の二本立てなのだが、西洋医学を学ぶ医学部にも韓医大学にも入れない若者が、大挙して中国に留学し、中医師資格を取っている。彼らは「中医学を学んだ医師なのだから、韓国で医療行為ができないのはおかしい」と要求し、問題になっているのだ。

中医学が国際標準として広く認められると、その主張を正当なものとする流れになりかねない。

日本の厚生労働省は、医事法があるから中医師による診療が認められることはあり得ないというけれども、こうしたことは政治決着で簡単に変わってしまう。「レアアースの日本向け輸出の優遇と引き替えに、中医師のライセンスを認めろ」と要求されたりすると、どうなるかはわからない。「日本は医師が不足しているのだから国民の利益になる」とばかり、中国から恩を着せられることにもなりかねないのだ。

私が日本の医師として、既得権益を主張しているというわけではない。

中医学の医療の質は、中国の医学界でも問題にされてきた。科学的な根拠に乏しく、安全性が保証されていないとして、研究者から中医資格の廃止を求める署名運動まで起きたほどだ。国際標準化には、中国国内の中医師の質を上げ、患者からの信頼を獲得しようという狙いがあるという見方もある。

中医学そのものの水準が低いとはもちろんいわないが、レベルにばらつきが大きいのは事実である。一元化された医師資格の下で、西洋医学と漢方を融合させてきた統合医療の先進国・日本として、何が国民にとって利益なのかを考えれば、答えは明白だろう。

伝統医学の覇権争いにしてはいけない

ひとつ気をつけなくてはいけないことは、この問題を生薬資源の争奪戦や、伝統医学の覇権争いにしてはならない。中国の狙いを前述のように指摘したけれども、私は中国と敵対したり、排除することを主張しているわけではない。

黒岩祐治《くろいわゆうじ》現・神奈川県知事が研究代表者で、私が事務局を務めた二〇〇九年度厚生労働科学研究「漢方・鍼灸を活用した日本型医療創生のための調査研究」では、「中国を脅威とするのは間違っている。中国は国家戦略として当然のことをやっているだけで、むしろ日本がだらしなさすぎる」という結論になった。

伝統医療への注目が高まって、世界的に生薬の需給バランスが崩れていることで困っているのは日本だけではない。実は中国も韓国も困っているのである。増産しようにも、中国は資源量こそ多いものの、栽培や製剤の技術にばらつきが大きく、流通や販売の面からも急増する需要に対応できない。

中国が、中医学を伝統医療の国際標準にしようと猛進する背景には、韓国との激しい対立がある。韓国もまた自国の鍼灸を中心に、ＩＳＯでの韓医学の標準化を狙ってアジア諸国に働きかけている。韓医学への信頼を高めると同時に、伝統医学の国際標準を決める際に、主導的な地位の確保が目的とされている。

しかし、今もっとも重要なことは、東アジアの伝統医療が、世界の医療に貢献できる道筋をつけることである。西洋医学だけが正統とされた、現代の医療の中に伝統医学がきちんと位置づけられて、病気の治療や健康を維持するために広く使われるようにすることだ。

序章で述べたＷＨＯ（世界保健機関）のＩＣＤ（国際疾病分類）に盛り込まれることは、過去一一〇年、西洋医学だけで構築されていた医療の世界に、伝統医療が認められることになるという、大きなステップなのだ。

ＷＨＯの会議では、私がとりまとめ役を担当しているのだが、論戦になってきたときには、この大きな目的＝「東アジアの医療が世界に貢献すること」を再確認すると、不思議なくらい落ち着く。医者同士、専門家の間では伝統医療が主流の医療と同列になることの意義がよくわかっているのだ。実際、ＩＣＤの作業チームのチームワークは非常によい。

工業規格であるＩＳＯのように経済的な思惑や、政治的な問題が絡むと、紛糾しやすい面があるかもしれない。

異文化間では、国レベルでも個人レベルでも、お互いのことを知らないから争いが起きやすい。中医学を国際標準にしようとすることに、日本が反対すると中国は怒る。中国は、漢方と中医学が同じものだと思っているから「自分たちにとって有利な、正しいことを主張しているのに、なぜ日本は反対するのだ」と思うらしい。

結局のところ、コミュニケーションの不足が不毛な対立を招く、と断言できる。

三〇代で私がアメリカに留学したとき、伯父が手紙をくれた。貿易の仕事をしている伯父は、戦後まもないころアメリカ南部のケンタッキー大学に留学して苦労した経験がある。その手紙にあった「真の国際人とは、語学力で決まるものではない。人間性が優れている人である」という一節を今もよく覚えている。

そのとおりだと思う。今はパソコンを介して無料通話ができるスカイプのような仕組みがあるから、コミュニケーションがとりやすくなっているはずなのだ。この本の執筆中にも、WHOの会議メンバーである中国人が、オーストラリアからスカイプで通話してきたが、「どうだ？　東京は寒いか？」と不要不急の雑談だった。仕事が山積みでそれどころではなかったのだが、こうしたコミュニケーションの積み重ねが、チームワークにつながっているのだとあらためて感じ入った次第である。国際性といってもつまるところ人間対人間のつき合いなのである。

日本人の「無関心」が漢方を滅ぼす

覇権争いや生薬争奪戦に向かうことは戒《いまし》めなくてはならないが、伝統医学の国際化に対して、情けないくらいまったく無策なのが日本である。中国も韓国も、国策として自国の伝統医学を国際標準にしようと働きかけている。

日中韓保健大臣会議という三国の会議があって、そこで必ず議題になるのが伝統医学だ。そのくらい中国、韓国は関心が高いのだが、日本は対応できていない。

またＡＳＥＡＮ（東南アジア諸国連合）では、毎年九月、かなり大きな伝統医学振興の会議が開かれている。この会議を支援しているのは日本財団なのだが、日本は国として取り組んでいるわけではない。

以前、私もＡＳＥＡＮ＋３（日中韓）の会議に出席したことがあって、そのときのテーマが鳥インフルエンザと伝統医学だった。伝統医学の振興に、各国が最重要項目で取り組んでいるにもかかわらず、残念なことに日本は無関心が際立っていた。

また、先に触れたＷＨＯのＩＣＤに対して、日中韓とも一億円程度の拠出金を出している。これを中国、韓国は政府が出しているのに対して、日本は日本東洋医学サミット会議および日本漢方医学研究所という、東洋医学関連の民間団体が出しているのである。

そもそもＷＨＯは国連機関なので、政府の代表が大きな力を持っている。政府代表と、民間人とではやはり重みが違う。今まで、私たちも政府に働きかけをしたことはあるのだが日本政府はあまりにも無関心なのだ。これはもう国民に目覚めてもらわなければ仕方がない、というのが私の印象である。

生薬の急騰《きゅうとう》で、不採算となった漢方薬が消えつつある問題も、薬価を多少上げることで解決できる。薬が安価であることに越したことはないが、なくなってしまっては元も子もない。薬価を決めているのは厚労省だが、つまるところ日本国民がそれを納得するかどうかに行き着くのだ。

漢方を国民の医療として残すかどうか

ドイツではＧＰと呼ばれる「かかりつけ医」の四人に一人が鍼灸の資格を持っているくらい、東アジアの伝統医療は広まっている。

とりわけ日本の漢方は、欧米人の医師にとってシステマチックでなじみやすいのだ。こうした海外の期待に応えていくことも、グローバル化した時代の漢方の大切な役割だと思う。日本の存在感を示す一助にもなるはずだ。

ところが世界的に注目されながらも、漢方は存続の危機にある。

もちろん政府には目を覚まして関心を持ってもらいたいのだが、あえて指摘するなら、そうなった背景には国民の無関心にも大きな責任がある。これは医師としての私が、国民を責めているのではない。

「この国をどういう方向に向かわせるか」ということよりも「まず個人としての幸せ」を優先してしまった同時代の日本人の一人として、自戒を込めて述べている。

私としては日本の素晴らしい医学である漢方を広めたいし、世界中でもっと活用できるよう、研究活動を進めていきたいと願っている。しかし、漢方を守ったり振興したりする制度や組織を、目先や小手先で手直ししていたのでは、存続の危機に対処できない。

それほど事態は切迫している。このままでは漢方は確実になくなってしまう。

国民に問われているのは「漢方を国民の医療として残すかどうか」という、もっとも根本的なところだ。ここからスタートすることが肝要だ。

「残す」となったときに、ではどうするのかという議論が生まれる。制度の問題はそれからだ。制度の議論が先に立ってしまうから、さまざまな意見が出てきてわかりにくくなるのだ。

本書は「漢方を残すかどうか、必要かどうか」をひとりひとりの方に考えていただくための基礎知識として、漢方の実力や、さまざまな可能性、将来性について述べてきた。

読者のみなさんのひとりひとり、国民のひとりひとりが漢方への関心を持つところから、漢方の未来が開かれると信じている。

切りとり線

★読者のみなさまにお願い

この本をお読みになって、どんな感想をお持ちでしょうか。祥伝社のホームページから書評をお送りいただけたら、ありがたく存じます。今後の企画の参考にさせていただきます。また、次ページの原稿用紙を切り取り、左記まで郵送していただいても結構です。

お寄せいただいた書評は、ご了解のうえ新聞・雑誌などを通じて紹介させていただくこともあります。採用の場合は、特製図書カードを差しあげます。

なお、ご記入いただいたお名前、ご住所、ご連絡先等は、書評紹介の事前了解、謝礼のお届け以外の目的で利用することはありません。また、それらの情報を6カ月を超えて保管することもありません。

〒101―8701（お手紙は郵便番号だけで届きます）
祥伝社新書編集部
電話03（3265）2310
祥伝社ホームページ　http://www.shodensha.co.jp/bookreview/

★本書の購買動機（新聞名か雑誌名、あるいは○をつけてください）

＿＿＿＿新聞の広告を見て	＿＿＿＿誌の広告を見て	＿＿＿＿新聞の書評を見て	＿＿＿＿誌の書評を見て	書店で見かけて	知人のすすめで

★100字書評……日本人が知らない漢方の力

名前

住所

年齢

職業

渡辺賢治　わたなべ・けんじ

慶應義塾大学医学部准教授。同大学漢方医学センター・副センター長。医学博士。1959年生まれ。84年、慶應義塾大学医学部卒業。同大内科学教室、東海大学医学部免疫学教室を経てスタンフォード大学遺伝学教室留学。帰国後、北里研究所東洋医学総合研究所を経て現職。学生時代から漢方の勉強を始め、西洋医学と東洋医学を融合させた「総合医」としての医療のあり方を追究している。

日本人《にほんじん》が知《し》らない漢方《かんぽう》の力《ちから》

渡辺賢治《わたなべけんじ》

2012年2月10日　初版第1刷発行

発行者……………竹内和芳
発行所……………祥伝社しょうでんしゃ
〒101-8701　東京都千代田区神田神保町3-3
電話　03(3265)2081(販売部)
電話　03(3265)2310(編集部)
電話　03(3265)3622(業務部)
ホームページ　http://www.shodensha.co.jp/

装丁者……………盛川和洋
印刷所……………萩原印刷
製本所……………ナショナル製本

Printed in Japan　ISBN978-4-396-11264-6　C0247